ÉMILE FERRIÈRE

PLANTES MÉDICINALES

DE LA BOURGOGNE

EMPLOIS ET DOSES

Prix : 1 fr. 25

PARIS

ANCIENNE LIBRAIRIE GERMER BAILLIÈRE ET Cie

FÉLIX ALCAN, ÉDITEUR

108, BOULEVARD SAINT-GERMAIN, 108

1892

PLANTES MÉDICINALES

SCEAUX. — IMPRIMERIE CHARAIRE ET Cⁱᵉ.

ÉMILE FERRIÈRE

PLANTES MÉDICINALES

DE LA BOURGOGNE

EMPLOIS ET DOSES

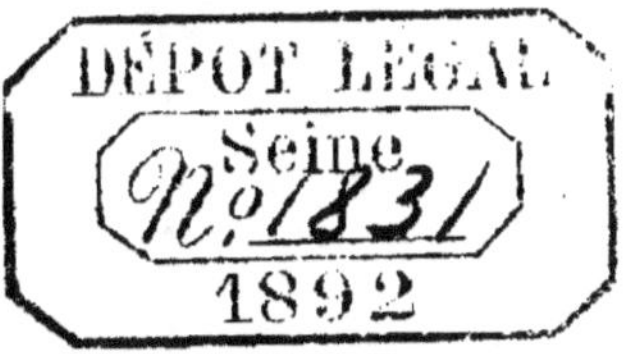

PARIS

ANCIENNE LIBRAIRIE GERMER BAILLIÈRE ET Cie

FÉLIX ALCAN, EDITEUR

108, BOULEVARD SAINT-GERMAIN, 108

1892

ANALYSE SOMMAIRE DU LIVRE

ET

MANIÈRE DE S'EN SERVIR

———

La première section, intitulée *Préparations diverses*, définit ce qu'il faut entendre par infusion, décoction, macération, digestion; elle indique la manière de préparer les sucs d'herbes; elle donne, en outre, quelques détails succincts sur les sels de quinine et sur la dose moyenne qui convient à chaque âge.

La deuxième section, intitulée *Explication de termes techniques et énumération de plantes qui forment certaines classes médicinales*, définit les termes usités en médecine et en pharmacie, lesquels ont l'avantage de traduire en un seul mot ce que dans le langage vulgaire on serait obligé de traduire par une phrase. Tels sont, par exemple, les mots : antiphlogistiques, carminatifs, emménagogues, etc. Lorsque dans le corps du livre se présenteront ces mots techniques, on n'aura qu'à revenir à la seconde section : on y trouvera la définition. En même temps, chacun de ces mots est suivi de l'énumération des plantes qui rentrent dans la catégorie médicinale exprimée par le mot.

La troisième section comprend les *États morbides* et les *Plantes qui conviennent au traitement* de chacun de ces états. Supposons que vous soyez atteint d'une bronchite aiguë; à l'alinéa Bronchite aiguë vous trouvez énumérées les plantes suivantes : Aunée, bouillon blanc, bourrache, coquelicot, guimauve, etc. Cela fait, vous consultez la table des noms français, laquelle vous renvoie aux pages où sont donnés les emplois et les doses de chacune de ces plantes.

La quatrième section est consacrée au *Traitement particulier de certaines affections*, c'est-à-dire à un traitement autre que celui que fournissent les plantes. Il est, en effet, certains cas morbides que les médicaments chimiques combattent plus efficacement que le feraient les sucs d'herbes. Du reste, cette partie est brève; elle se borne à quelques formules médicamenteuses ainsi qu'à une précieuse indication relative à la coqueluche des petits enfants.

La cinquième section est le sujet même du livre, c'est un petit dictionnaire des *Plantes médicinales avec les emplois et les doses*. Aux plantes qui croissent naturellement sur le sol de la Bourgogne, j'en ai joint quelques autres qui sont cultivées dans les jardins. Telles sont les trois absinthes, la rue, la sabine, etc. Il serait bon que quelques-unes fussent multipliées dans les clos, car elles comptent parmi les plus efficaces, au point de vue médicinal. Dans les campagnes isolées, c'est faire acte de sagesse et de prévoyance que de consacrer un coin du jardin à la culture des espèces utiles. A la moindre indisposition, on a ainsi toujours sous la main le médicament approprié.

La sixième section, intitulée *Empoisonnements et contrepoisons*, donne la marche à suivre pour combattre les quatre genres d'empoisonnements les plus fréquents à la campagne.

La septième section indique quels sont les *Soins à prendre pour se préserver de certaines maladies infectieuses*, telles que la fièvre typhoïde, la phtisie pulmonaire, l'impétigo de la figure, qu'au village on appelle gourme ou gurie.

La septième section met en garde contre les remèdes mystérieux des sorciers villageois les personnes mordues par les chiens enragés ; elle donne, en outre, le traitement à suivre pour les morsures de vipère.

Une très courte notice, toute d'hygiène, est consacrée au *Rôle bienfaisant de la lumière solaire*; celle-ci, en effet, est le plus puissant agent de destruction pour les germes invisibles qui causent les maladies infectieuses et les épidémies.

L'ouvrage se termine par deux tables, l'une contenant les noms latins des plantes; l'autre, les noms français, vulgaires ou non, des mêmes plantes. Cette seconde table conviendra aux personnes à qui est étrangère la nomenclature latine de la botanique.

Malgré ce compte rendu analytique, il sera bon de parcourir en entier ce petit livre afin de bien connaître quelle est la distribution des matières et comment les diverses sections se prêtent un mutuel concours. Une fois qu'on sera au courant de la méthode qui a présidé à la composition du livre et à la rédaction, la manière de s'en servir n'offrira aucune difficulté.

Pour les doses, il est aisé de comprendre que dans un livre destiné à un public varié il était nécessaire d'adopter une mesure commune générale. Les doses sont donc rapportées au litre d'eau, lequel pèse, comme on sait, 1 kilogramme.

Lorsqu'on verra indiqué, par exemple, « Infusion : 12 grammes pour un litre d'eau », cela ne voudra pas dire qu'il faudra faire et boire tout un litre d'infusion, mais que la proportion de l'infusion doit être comme 12 grammes est à un litre d'eau, c'est-à-dire comme 12 est à 1 000. Si le traitement n'exige qu'un demi-litre d'infusion, il est clair qu'on devra mettre dans l'infusion 6 grammes seulement de la plante. Pour un quart de litre, on mettrait 3 grammes de la plante; et ainsi de suite, dans le même rapport proportionnel.

Les doses sont souvent indiquées entre deux limites, par exemple : « Infusion de 10 grammes à 15 grammes pour un litre d'eau ». Ce fait demande à être commenté. Il y a un groupe de considérations qui concerne les personnes en traitement, et un autre qui concerne les plantes employées.

1° Les personnes en traitement ne sont pas toutes

également malades ; les unes sont légèrement atteintes, les autres plus gravement. Il est clair que la dose maximum conviendra à ces dernières, et la dose minimum aux premières.

2º En outre, les tempéraments sont loin d'être identiques. Chez telle personne un médicament fait peu d'effet, tandis que chez telle autre il agira énergiquement. Il s'ensuit que le devoir de chacun est d'observer avec soin comment agit sur soi-même telle dose d'une plante, puis de régler le traitement d'après l'effet produit. Cette différence d'action des médicaments selon la différence des tempéraments est au-dessus des prévisions de l'art médical; il n'y a que l'expérience propre de chacun qui puisse déterminer la dose qui convient à soi personnellement.

Tels sont les deux points principaux qui concernent les personnes; voici les deux points qui concernent les plantes :

1º Selon qu'elles ont crû à l'ombre ou au soleil, sur un côteau sec ou dans un terrain humide, les mêmes plantes n'ont pas une constitution médicinale invariablement identique à elle-même. Il s'ensuit qu'il faudra observer avec soin l'effet produit par la dose moyenne indiquée dans le livre; on pourra la diminuer ou l'accroître selon l'action plus ou moins énergique qu'elle aura exercée.

2º Les plantes diffèrent encore d'elles-mêmes selon l'âge qu'elles avaient au moment où on les a récoltées. Il y aura encore en ce point une nouvelle règle d'observation à suivre.

En définitive, soit du côté des tempéraments, soit du côté des plantes, tout se ramène à ceci : *Observer l'effet produit sur l'organisme par une dose déterminée, puis régler le traitement en conséquence, soit en plus, soit en moins.* Le point de départ est la dose moyenne indiquée dans le livre; si elle est parfois inefficace, une longue expérience a démontré qu'elle était, du moins, sans danger. C'est donc elle qui doit servir de base aux modifications que tendront à faire subir au traitement les diversités de tempérament chez les personnes, et les variations de constitution médicinale chez les plantes.

Toutes les données qui concernent les propriétés médicinales, les emplois et les doses, ont été puisées aux ouvrages classiques suivants et sévèrement contrôlées :

DORVAULT, l'*Officine* ou *Répertoire général de pharmacie pratique.* 9ᵉ édition, 1875, chez Asselin.

DUJARDIN-BEAUMETZ et YVON, *Formulaire pratique de thérapeutique et de pharmacologie,* 4ᵉ édition, 1890, chez O. Doin.

GUBLER, *Commentaires thérapeutiques du Codex medicamentarius,* 1868, chez J.-B. Baillière.

HÉRAUD, *Nouveau dictionnaire des plantes médicinales,* 1875, chez J.-B. Baillière.

RABUTEAU, *Traité de thérapeutique et de pharmacologie,* 4ᵉ édition, 1884, chez A. Delahaye.

J'ai fait quelques emprunts à la *Revue scientifique* ainsi qu'à la *Tribune médicale,* dirigée par le docteur J.-V. Laborde, membre de l'Académie de médecine.

PLANTES MÉDICINALES

DE LA BOURGOGNE

I

PRÉPARATIONS DIVERSES

I. INFUSION. — Lorsqu'on verse l'eau bouillante sur les parties végétales dont on veut extraire les éléments solubles, l'opération s'appelle infusion. On couvre le vase et l'on prolonge le contact plus ou moins longtemps. Le produit porte le nom de *infusé*.

II. DÉCOCTION. — Lorsqu'on fait bouillir les parties végétales dans l'eau même, l'opération s'appelle décoction. Le produit porte le nom de *décocté*.

III. MACÉRATION. — Lorsqu'on fait tremper les parties végétales plus ou moins longtemps dans un liquide à la température ordinaire, l'opération s'appelle macération. Le produit porte le nom de *macéré*.

IV. DIGESTION. — Lorsque la macération se fait à chaud, mais à une température inférieure à celle de l'ébullition, l'opération prend le nom de digestion. Le produit s'appelle *digesté*.

V. ÉMULSION. — On donne le nom d'émulsion aux préparations analogues à celle du lait d'amandes. Pour faire un lait d'amandes, on prend les amandes préalablement débarrassées de leur épiderme au moyen d'un léger trempage dans l'eau chaude ; puis on les pile en ajoutant peu à peu de l'eau. On passe à travers un linge. Le liquide passé est une *émulsion*.

VI. FOMENTATIONS. — Les fomentations sont des médicaments externes, soit infusés, soit décoctés, soit liqueurs diverses, dont on imbibe des compresses : ces compresses sont appliquées, selon la nature du traitement, chaudes, ou tièdes, ou froides, sur les parties malades. On maintient la température de celles qu'on a appliquées chaudes en les recouvrant de serviettes ou mieux de taffetas ciré ou gommé.

VII. LOTIONS. — Le mot signifie lavages. On imbibe les compresses du liquide choisi; puis on passe ces compresses avec précaution sur la partie malade, de manière à laver celle-ci.

VIII. EXPRESSION. — En langage de pharmacie, l'expression consiste à faire sortir les sucs végétaux à travers les mailles d'un linge, en tordant celui-ci avec force.

IX. SUCS VÉGÉTAUX. — La préparation des sucs végétaux est simple. Si la plante est aqueuse, on la pile dans un vase solide, on l'exprime, ou on clarifie par filtration le liquide obtenu.

Si la plante est peu succulente, ou si son suc est visqueux, on ajoute à cette plante, pendant la trituration, un huitième de son poids d'eau.

Les sucs végétaux étant très altérables, on doit les préparer le jour même où on doit les administrer.

X. MANIÈRE D'ABSORBER LES CACHETS QUI RENFERMENT LES SUBSTANCES MÉDICAMENTEUSES. — On mouille le cachet dans l'eau pure; on l'avale en buvant un peu d'eau pour le faire descendre dans l'estomac.

XI. MANIÈRE DE PRENDRE LES SELS DE QUININE. — Les sels de quinine (sulfate, bromhydrate, chlorhydrate de quinine) ne doivent jamais être pris à jeun; on doit les prendre au début du repas ou à la fin. S'il est nécessaire que la quinine soit prise de grand matin, il faut ingurgiter en même temps quelque chose de léger, tel qu'un biscuit, par exemple, qu'on trempe dans un liquide qui plaît. Sans cette précaution, les sels de quinine fatiguent cruellement l'estomac; ils peuvent même susciter des vomissements. Dans les cas où l'intensité de la fièvre ne permet pas de manger quoi que ce soit, il faut, avec les cachets de quinine, prendre plusieurs tasses de tisane tiède.

XII. DOSES DU SULFATE DE QUININE. — *A.* Pour *l'adulte*, la dose doit être, dans un jour, en une ou deux prises, de 40 centigrammes à 1 gramme.

Dans les cas de fièvre ordinaire, la fièvre de rhume, par exemple, on peut prendre, au repas du soir, deux cachets de 20 centigrammes chacun ; puis, le matin, au déjeuner, un cachet de 20 centigrammes. En tout, 60 centigrammes dans les 24 heures.

On continue deux ou trois jours ce traitement ; puis on le suspend pendant trois ou quatre jours, afin de laisser à l'excès de quinine le temps de s'éliminer. Ensuite, on reprend le traitement s'il y a lieu.

Ce mode de traitement produit les meilleurs effets dans les rhumes intenses ; ceux-ci, en effet, déterminent toujours une fièvre notable. Pris au début du rhume, le sulfate de quinine fait souvent avorter celui-ci.

A la dose de 20 centigrammes, le sulfate de quinine stimule l'appareil digestif ; il ne coupe pas la fièvre.

B. *Pour les enfants au-dessus de quatre ans*, la dose est de 30 à 40 centigrammes, dans un jour, en une ou deux prises.

C. *Pour les enfants de deux ans à trois ans*, on fait dissoudre 10 à 20 centigrammes dans l'eau tiède ; on additionne d'une goutte de laudanum ; cette solution doit être donnée *en lavement* à l'enfant.

D. *Pour les enfants au dessous d'un an*, on fait dissoudre dans l'eau tiède 5 à 10 centigrammes ; on additionne d'une goutte de laudanum ; cette solution est donnée *en lavement* à l'enfant [1].

Les sels de quinine comptent parmi les médicaments les plus précieux qu'on ait. Il est sage et prudent d'avoir chez soi une petite provision d'une vingtaine de cachets de sulfate de quinine, de 20 centigrammes chacun. En traitant sans délai les fièvres de rhumes ou autres, on jugulerait le mal dès le début.

---

1. RABUTEAU, *Traité de thérapeutique.*

II

EXPLICATION DES TERMES TECHNIQUES ET ÉNUMÉRATION DE PLANTES QUI FORMENT CERTAINES CLASSES MEDICINALES

Amers. — Les amers sont toniques, digestifs, fébrifuges. Telles sont les plantes suivantes : Absinthe, armoise, aunée, benoîte, petite centaurée, chicorée, gentiane, germandrée petit chêne, houblon, hysope, ivette, lierre terrestre, rose rouge, sarriette, sauge, scabieuse, tanaisie, véronique.

Aménorrhée, état morbide consistant dans la suppression du flux mensuel chez les femmes.

Antiphlogistiques, médicaments qui combattent l'inflammation ; tels sont les émollients et les calmants.

Antiscorbutiques, qui combattent le scorbut ; le scorbut est un grave affaiblissement général, caractérisé notamment par l'inflammation et l'ulcération des gencives.

Antispasmodiques, qui combattent les spasmes ou contractions douloureuses des muscles. Telles sont les plantes suivantes : Angélique, belladone, camomille, jusquiame, lierre terrestre, mélisse, menthe, origan, peucédanum des cerfs, tilleul.

Astringents, qui resserrent les tissus par leur contact ; ils sont toniques. Telles tont les plantes suivantes : Aigremoine, bistorte, coing, pervenche, ronce, rose rouge, sarriette, sauge, scabieuse, tormentille.

Béchiques, qui combattent la toux. Telles sont les plantes suivantes : Bourrache, consoude, lierre terrestre, mauve, réglisse, tussilage, violette.

Calmants, qui calment l'activité exagérée d'un organe ou d'un système d'organes. Telles sont les plantes suivantes : Coquelicot, mélisse, pavot, phellandrie, etc.

Carminatifs, qui ont la propriété d'expulser les gaz intestinaux. Telles sont les plantes suivantes :

Aneth, angélique, anis, camomille, petite centaurée, germandrée aquatique, mélisse, menthe.

Cathartiques, qui purgent; mot synonyme de purgatif, mais avec une nuance : Les cathartiques purgent plus activement que les laxatifs, mais moins violemment que les drastiques. Tels sont les cathartiques suivants : Mercuriale, séné, baies et feuilles de sureau.

Délayants, qui augmentent la liquidité du sang. Tels sont : Chiendent, orge.

Dépuratifs, qui passent pour avoir la propriété de retrancher des humeurs du corps les principes nuisibles que ces humeurs peuvent contenir; tels sont les amers, les diaphorétiques, les diurétiques.

Diaphorétiques, qui excitent la transpiration; ce mot est synonyme de sudorifique. Telles sont les plantes suivantes : Bourrache, coquelicot, hysope, saponaire, sarriette, sauge, scabieuse, fleurs sèches du sureau, baies du sureau, fleurs du tilleul.

Diurétiques, qui font uriner abondamment. Telles sont les plantes suivantes : Arrête-bœuf, ballote, bourrache, digitale, baies de genièvre, germandrée aquatique, racines du houblon, pariétaire, reine des prés, bourgeons de sapin, scille, véronique.

Drastiques, qui purgent violemment. Telles sont les plantes suivantes : Actée, bryone, garou, gratiole, baies du lierre, du nerprun, écorce du sureau.

Dysménorrhée, état morbide consistant dans la difficulté qu'a à se produire le flux mensuel chez les femmes.

Dyspepsie, état morbide consistant dans la difficulté qu'a à fonctionner l'appareil digestif, soit pour une cause permanente, soit pour une cause accidentelle.

Emétiques, qui déterminent les vomissements. Telles sont les plantes suivantes : Bryone, gratiole, racine de violette.

Eméto-cathartiques, propres à déterminer les vomissements et les selles. Telles sont les plantes suivantes : Asaret, bryone.

Emménagogues, qui facilitent le flux mensuel chez les femmes. Telles sont les plantes suivantes : Absinthe, ansérine vulvaire, aristoloche, armoise, aunée, hysope, menthe, origan, persil, polygala, rue sabine, tanaisie.

Emollients, qui ont la propriété d'amollir les parties enflammées. Tels sont : Amidon, amandes douces, semences de coing, consoude, guimauve, laitue, graines de lin, mauve, pain, fécule de pommes de terre, poudre de riz, son.

Excitants, qui stimulent les organes. Ils diffèrent des toniques en ce que ceux-ci se bornent à fortifier les organes, tandis que les excitants en accélèrent l'action et le mouvement. Telles sont les plantes suivantes : Aristoloche, arnica, lierre terrestre, tanaisie, véronique.

Expectorants, qui favorisent l'expulsion des matières contenues dans les bronches.

Fondants, médicaments auxquels on attribue la propriété de résoudre les engorgements, surtout ceux qui se manifestent lentement et sans inflammation.

Laxatifs, qui maintiennent le ventre libre, c'est-à-dire qui purgent faiblement et sans irritation. Telles sont les plantes et les huiles suivantes : Chicorée, moutarde blanche, racine de patience, fleurs fraîches du sureau, huile d'amandes, huile de noix, huile d'œillette, huile d'olive.

Leucorrhée, écoulement chez les femmes de liquides autres que le sang. C'est à ces liquides, parfois d'une teinte blanchâtre, qu'on donne le nom vulgaire de flueurs blanches.

Métrorrhagie, écoulement exagéré du sang, chez les femmes.

Narcotiques, médicaments qui ont la propriété d'adoucir et d'assoupir.

Odontalgiques, médicaments propres à calmer la douleur que cause la carie des dents. Telles sont les plantes et les essences suivantes : Aconit, jusquiame essences de girofle, d'origan, de thym; huile de cade, opium, pavot.

Rafraîchissants, qui calment la soif et diminuent la température du corps.

Résolutifs, qui ramènent une partie malade à son son état normal.

Rubéfiants, qui déterminent la rougeur de la peau.

Sédatifs, synonymes de calmants.

Stimulants, qui excitent l'action organique des divers systèmes de l'économie. On distingue les stimulants en deux classes, à savoir, les stimulants diffusibles, dont l'action est prompte et de peu de durée, et les stimulants persistants, dont l'action est moins prompte, mais toujours plus durable.

A. STIMULANTS DIFFUSIBLES : Absinthe, semences d'aneth, d'angélique, anis, baies du genévrier, germandrée petit-chêne, germandrée aquatique, girofle, laserpitium, mélisse, menthe, peucédanum des cerfs, sarriette, sauge, vin blanc.

B. STIMULANTS PERSISTANTS : Belladone, camomille, cresson, moutarde noire, valériane, véronique.

Stomachiques, qui fortifient l'estomac.

Tœnifuges, contre le tœnia ou ver solitaire : Kousso, semences de courge, extrait éthéré de fougère mâle.

Toniques, qui ont la propriété de fortifier d'une manière durable les divers systèmes de l'économie animale. Tous les amers sont toniques.

Vermifuges, contre les vers intestinaux autres que le ver solitaire. Telles sont les plantes suivantes : Absinthe, ail, armoise, germandrée aquatique, menthe, millepertuis, saule blanc, tanaisie.

Vésicants, qui produisent des ampoules (phlyctènes) sur la peau. Telles sont : L'écorce du garou, la moutarde noire, la poudre de sabine.

Vulnéraires, propres à guérir les contusions, les blessures. Telles sont les plantes suivantes : Achillée millefeuille, arnica, barbarée, bouillon blanc, camomille, écorce du chêne, hysope, mélisse, pervenche, persil, sarriette, sauge, saule blanc, ronce, lamier, tanaisie, verge d'or.

III

ÉTATS MORBIDES ET PLANTES QUI CONVIENNENT AU TRAITEMENT.

A chaque état morbide est donnée la liste des plantes appropriées au traitement. En se reportant à l'article consacré à chaque plante, on y trouvera le mode d'emploi et la dose. Voir la table des noms français.

Abcès inflammatoires ou **phlegmons** : Guimauve, morelle noire.

Aménorrhée : Absinthe, armoise, belladone, rue, sabine, tanaisie ; bref tous les emménagogues.

Angine, *période aiguë* : Aigremoine, citron, coquelicot, guimauve, hysope, fleurs de sureau.

Angine, *état chronique* : Bistorte, écorce de chêne, épine-vinette, racine du fraisier, hysope, pervenche, ronce, rose rouge, sarriette, sauge.

Angine gangréneuse : Écorce de chêne, hysope.

Aphtes (ulcérations à l'intérieur de la bouche) : Bistorte, feuilles de noyer, ronce, rose.

Asthme nerveux : Aconit, angélique, aunée, belladone, datura, hysope, peucédanum, tussilage, valériane.

Atonie de l'estomac : Anis, aunée, petite centaurée, chicorée, cresson, fumeterre, baies de genièvre, germandrée petit chêne, germandrée aquatique, hysope, lierre terrestre, origan, sarriette, sauge, saule blanc, tanaisie.

Atonie de l'intestin : Menthe poivrée, rose, sarriette, sauge, tanaisie, thym.

Bronchite aiguë ou **Catarrhe pulmonaire aigu** : Aunée, bouillon blanc, bourrache, coquelicot, guimauve, laitue, mauve, primevère, fleurs sèches du sureau, tussilage, violette.

Bronchite chronique ou **Catarrhe pulmonaire chronique** : Ajuga petit pin, coquelicot, fumeterre, germandrée petit chêne, guimauve, hysope, jusquiame, lierre terrestre, menthe, polygala, bourgeons de sapin, scille, thym, véronique.

Brûlures: Amidon, bouillon blanc, consoude, huile d'olives, pomme de terre, feuilles de sureau.

Calculs urinaires et **gravelle** : Coqueret, digitale, baies de genièvre ; tous les diurétiques.

Cancer de la matrice : Pavot.

Catarrhe de la vessie : Bouillon blanc, feuilles et graines de chanvre, baies de genièvre, guimauve, bourgeons de sapin.

Coliques hépatiques, (coliques du foie) : Chiendent.

Coliques néphrétiques (coliques du rein) : Belladone, chiendent, pavot ; tous les diurétiques.

Coliques venteuses : Aneth, camomille, petite centaurée, menthe ; tous les carminatifs.

Constipation : Belladone, camomille, petite centaurée, feuilles de frêne, guimauve, huile d'œillette, jusquiame, mercuriale, moutarde blanche.

Contusions : Arnica, rue, tanaisie, tormentille.

Convulsions : Angélique, belladone, peucédanum, valériane : tous les antispasmodiques.

Coqueluche : Aconit, anémone pulsatilla, arnica, belladone, coquelicot, datura, jusquiame, pavot.

Coupures : Bouillon blanc, camomille ; tous les vulnéraires.

Croûtes laiteuses ou **gourme** ou **gurie** : pensée sauvage, scabieuse.

Dartres : anémone pulsatilla, dauphinelle, écorce de chêne, lin.

Démangeaisons : bouillon blanc.

Diarrhée *avec irritation* (causée particulièrement par des fruits verts) : bouillon blanc, consoude, pavot, riz, sarriette, sauge.

Diarrhée *à la fin de l'irritation* : airelle, benoîte, bistorte, épine-vinette.

Diarrhée *avec atonie* (provenant de l'anémie ou d'un affaiblissement général à la suite d'une maladie) : benoîte, bistorte, coing, racine du fraisier, reine des prés, ronce, rose, sarriette, sauge.

DIARRHÉE *à la suite d'un refroidissement* : camomille, coing, mélisse, pavot, rose.

Digestion difficile *par irritation inflammatoire* : chicorée, guimauve, orge, tilleul ; tous les émollients.

DIGESTION DIFFICILE, *par irritation nerveuse* : anis, petite centaurée, gentiane.

DIGESTION DIFFICILE, *par atonie* (provenant d'un état anémique) : absinthe, anis, aunée, camomille, épine-vinette, germandrée petit chêne, houblon, thym.

Dysenterie, *pendant l'irritation* : bouillon blanc, bistorte, écorce du chêne, consoude, morelle noire, pavot, herbe aux porcs, ronce.

DYSENTERIE *après l'irritation* : arnica, benoîte, épine-vinette, ronce, rose, tormentille.

Dysménorrhée : aunée, camomille, menthe ; tous les emménagogues.

Engorgement laiteux des mamelles : anis, lierre, menthe, pervenche.

Enrouement : aconit, herbe aux chantres.

Entorse : tanaisie.

Epilepsie : belladone, datura, jusquiame, valériane.

Fièvres intermittentes : tous les amers.

Furoncle ou **clou** : bouillon blanc, morelle noire, fleurs du sureau ; tous les émollients.

Gencives enflées : bistorte, herbe aux chantres, écorce de chêne, cresson, fumeterre, baies de genièvre, ronce, tormentille.

Gerçures : coing, tanaisie.

GERÇURES DU SEIN : coing, consoude.

Goutte : aconit, ballote, camomille, petite centaurée, colchique, coqueret, digitale, écorce de frêne, gentiane.

Gravelle, voir calculs urinaires.

Hémorrhoïdes : belladone, bouillon blanc, coing, datura, jusquiame.

Hoquet : aneth, belladone, valériane.

Hydropisie : ballote, digitale, genêt à balai, baies de genièvre, nerprun, scille ; tous les diurétiques.

Hystérie : angélique, ansérine vulvaire, camomille, ballote, peucédanum, tilleul, valériane , tous les antispasmodiques.

Ictère (jaunisse) : chiendent, coqueret.

Incontinence nocturne d'urine : belladone, datura, jusquiame.

Insomnie : pavot, laitue (sirop de lactucarium).

Lait (pour le faire passer chez les nourrices) : menthe, pervenche, sarriette, sauge.

Leucorrhée : aigremoine, aunée, bistorte, petite centaurée, écorce de chêne, baies de genièvre, laurier blanc, feuilles de noyer, pervenche, plantain, ronce, rose, sanicle, bourgeons de sapin, scabieuse, tanaisie, thym, tormentille.

Maux de gorge : aigremoine, citron.

Migraine : aconit, angélique, jusquiame, eau de fleurs d'oranger, peucédanum, tilleul, valériane.

Métrorrhagie : benoîte, consoude, digitale, rue.

Odontalgie (maux de dents) : tous les odontalgiques.

Palpitations du cœur : aconit, digitale, baies de genièvre, muguet, tilleul.

Panaris : bouillon blanc, morelle noire, sceau de Salomon, tormentille ; tous les émollients.

Pleurodynie (point de côté rhumatismal) : sachets d'avoine chaude, sinapisme moutarde noire.

Pneumonie aiguë (fluxion de poitrine) : bourrache, digitale.

PNEUMONIE CHRONIQUE : Scille.

Poux (destruction des) : Actée, angélique, dauphinelle, rue.

Rétention d'urine : Arnica, bouillon blanc.

Rhumatisme musculaire aigu : Sachets d'avoine chaude, belladone, bourrache, fumeterre, baies de genièvre, jusquiame, sinapismes.

RHUMATISME MUSCULAIRE CHRONIQUE : Ballote, fumeterre, fumigation de baies de genièvre, hysope, teinture de tanaisie.

Rhume, *voyez* CATARRHE PULMONAIRE.

Rougeole régulière : Bourrache, coquelicot, fleurs sèches et baies de sureau, violette.

Rougeole (suites de la) : Aunée, hysope.

Saignements de nez (épistaxis) : Feuilles de vigne.

Sciatique : Aconit, belladone, datura, jusquiame.

Scrofules : Lotions d'écorce de chêne, de citron, de thym, de sarriette, de sauge ; tisanes de gentiane, de germandrée petit chêne, de houblon.

Taches de rousseur : Anémone pulsatilla.

Tœnia ou **ver solitaire** : Les tœnifuges.

Toux : Belladone, herbe aux chantres, jusquiame, laitue (sirop de lactucarium), feuilles d'oranger, pavot, tussilage ; tous les béchiques. Pour la toux spasmodique, voir Coqueluche.

Tranchées : Bouillon blanc, coquelicot, laitue (lactucarium).

Tranchées des enfants : Anis, laitue (lactucarium).

Tremblement sénile et **nerveux** : Jusquiame, menthe.

Tumeurs blanches : Aneth, feuilles de chanvre, sarriette, sauge.

Ulcères atoniques : Absinthe, aneth, écorce du chêne, citron, lierre terrestre, menthe, sabine, bourgeons de sapin, scabieuse, thym.

Ulcères douloureux : Belladone, datura, guimauve, houblon, jusquiame, laitue, lin, patience, pavot.

Verrues : Chélidoine-éclaire, brou de noix, souci.

Vers intestinaux : Tous les vermifuges.

Vomissements : Aneth, coing, menthe, pavot, sarriette, sauge, tilleul.

Yeux (maladies des yeux, des paupières) : Pépins de coing, euphraise, guimauve, hysope, mélilot, plantain, rose, pleurs de la vigne.

IV

TRAITEMENT PARTICULIER DE CERTAINES AFFECTIONS

Le traitement indiqué ci-dessous pour certaines affections est beaucoup plus efficace que le traitement des mêmes affections par les plantes. On pourra, soit adopter d'emblée ce traitement particulier, soit recourir à lui si le traitement par les plantes n'agit pas avec assez d'énergie.

I. Contre l'aménorrhée et la dysménorrhée

L'aménorrhée et la dysménorrhée sont traitées efficacement par un principe extrait du persil qu'on appelle l'*apioline*. L'apioline de Chapoteaut se vend en flacons de 24 capsules, contenant chacune 20 centigrammes d'apioline.

Prise à la dose de 2, ou 3, ou 4 capsules par jour, l'apioline ramène en quelques jours les règles retardées ou disparues. On en continue l'usage pendant les deux premiers jours que dure l'écoulement. On recommence le traitement le mois suivant, quelques jours avant l'époque présumée des règles. La fonction étant ainsi rétablie, il est rare qu'on ait besoin de recourir ultérieurement à l'apioline [1].

II. Contre les coliques hépatiques.

Au moment de la colique hépatique, le *salol* donne d'excellents résultats. Dose : 1 à 4 grammes par jour, en cachets de 1 gramme chacun [2].

III. Contre la coqueluche des petits enfants.

Le traitement le plus facile de la coqueluche chez les petits enfants est la *vaccination*. Des enfants coquelucheux menacés de mort ont été sauvés par la vaccination [3].

IV. Potion contre la coqueluche.

Sirop de belladone. . . . .   30 grammes.
Eau de laurier cerise   15   —
Eau distillée de tilleul   100   —

Une cuillerée à bouche, toutes les 2 heures [4].

1. *Tribune médicale,* 1891, page 394.
2. *Tribune médicale,* 1891, page 319.
3. *Revue scientifique,* 20 mars 1891, page 382.
4. Dujardin-Beaumetz, *Formulaire pratique.*

V. Contre la migraine

Le meilleur remède contre la migraine est l'antipyrine. Au début de l'accès, on prend deux cachets d'antipyrine de 20 centigrammes chacun. Au bout d'un
quart d'heure, l'effet se fait sentir. Si au bout d'une
demi-heure la migraine n'a pas cessé, on prend un
troisième cachet de 20 centigrammes; la migraine
prend fin. On peut prendre sans danger jusqu'à
3 grammes d'antipyrine dans un jour.

VI. Potion contre la métrorrhagie

Ergotine	1 gramme.
Teinture de digitale	XV gouttes.
Infusion de roses de Provins	90 grammes.
Sirop de ratanhia	30 —

A prendre par cuillerée, toutes les demi-heures [1].

VII. Potion contre les vomissements de la grossesse.

Menthol	1 gramme.
Alcool	20 —
Sirop simple	30 —

On administre une cuillerée à café, toutes les
heures [2].

VIII. Emploi des feuilles de séné pour purger.

I. *A l'intérieur*, en infusion, à la dose de 10 à
15 grammes de feuilles pour 300 grammes d'eau bouillante, ou 300 grammes d'une décoction de pruneaux
miellée. On prend l'infusion par tasses de quart d'heure
en quart d'heure.

Il est préférable, d'après le docteur Rabuteau, de
préparer avec la décoction de séné une infusion de
café qui lui fait perdre sa saveur amère.

II. *A l'extérieur*, en lavement :

Feuilles de Séné	10 grammes.
Sulfate de soude	15 —
Eau bouillante	500 —

---

1. Dujardin-Beaumetz, *Formulaire pratique.*
2. *Tribune médicale*, 1891, page 142.

Faites *infuser* le séné dans l'eau; passez avec expression ; puis ajoutez le sulfate de soude. Lorsque le sulfate de soude est dissous et que la solution est devenue tiède, on administre le lavement [1].

V

PLANTES MÉDICINALES PAR ORDRE ALPHABÉTIQUE; EMPLOIS ET DOSES

A

Abies, Conifères (le sapin). Les parties usitées sont les jeunes pousses ou bourgeons, qu'on recueille en février.

I. *A l'intérieur*, en infusion, la tisane de bourgeons de sapin est antiscorbutique, diurétique. Elle est usitée dans les affections catarrhales des bronches et de la vessie.

Tisane par infusion : 20 grammes pour un litre

II. *A l'extérieur :* 1° En injections, dans la leucorrhée ;

2° En lotions, pour laver les mauvaises plaies.

Achillœa millefolium, Composées (l'achillée millefeuille, l'herbe au charpentier). Les parties usitées sont les feuilles.

Le Millefeuille était autrefois recommandé comme antispasmodique, carminatif, fébrifuge; ces propriétés sont très douteuses.

Tisane par infusion : 20 grammes pour un litre d'eau.

Les feuilles hachées peuvent être appliquées sur les coupures, d'où lui vient le nom populaire de Herbe au charpentier.

Aconitum napellus, Renonculacées (l'aconit napel, le casque de Vénus, le char de Vénus). On emploie la racine et les feuilles. Plante très vénéneuse, l'aconit se prescrit en alcoolature et en teinture.

On prépare la teinture d'aconit en faisant macérer la racine ou les feuilles pendant 10 jours dans l'eau-

1. RABUTEAU, *Traité de thérapeutique.*

de-vie : puis on filtre. Proportions pour la teinture : Racines ou feuilles, 100 grammes. Eau-de-vie, 500 grammes.

On prend *à l'intérieur* 3 à 4 gouttes de cette teinture, soit dans une potion, soit simplement dans l'eau sucrée.

On peut augmenter chaque jour la dose, tant qu'on n'observe pas d'accidents; mais il ne faut jamais dépasser 20 gouttes par jour.

Les doses ne doivent pas dépasser 2 à 3 gouttes dans la journée. chez enfants de 1 à 2 ans; 5 à 10 gouttes, chez les enfants de 6 ans.

Si l'on fait, avec de l'eau bouillante, une infusion d'aconit dans la proportion de 5 grammes de feuilles ou de racine pour un litre d'eau, on ne doit boire par jour que 100 grammes de cette infusion, de façon que la quantité d'aconit absorbée dans un jour ne dépasse pas 0 gr. 05 centigrammes.

I. *A l'intérieur*, l'aconit s'emploie :

1º Contre la toux convulsive, contre l'enrouement;

Teinture d'aconit; modes et doses ci-dessus indiqués.

Au lieu de ce traitement, on peut faire préparer par le pharmacien la potion suivante :

Infusion de fruits pectoraux.	100 grammes.
Alcoolature de feuilles d'aconit . XX à XXX	gouttes.
Sirop de baume de Tolu	8 grammes
Sirop de codéine.	8 —

Potion à prendre dans la journée.

2º Contre la sciatique, les névralgies faciales ;

Teinture d'aconit; modes et doses ci-dessus indiqués.

3º Contre la migraine.

Teinture d'aconit; modes et doses ci-dessus indiqués.

Au lieu de ce traitement, on peut faire préparer par le pharmacien la potion suivante :

Alcoolature de feuilles d'aconit. . .	1 gramme.
Sirop de fleurs d'oranger.	30 —
Alcoolat de mélisse	10 —
Eau	100 —

A prendre par cuillerées, toutes les heures.

4º Comme préservatif de la coqueluche;

On fait préparer par le pharmacien la potion suivante :

Eau gommeuse.	200 grammes.
Extrait de feuilles d'aconit.	0,05 centig.
Eau de laurier cerise	4 grammes.
Sirop d'ipécacuanha.	30 —

Par cuillerée à café, d'heure en heure, chez l'enfant, par cuillerée à bouche, chez les adultes.

5º Contre la goutte aiguë;

On peut faire préparer par le pharmacien la potion suivante :

Teinture de semences de colchique. X à	XV gouttes.
Teinture de digitale.	X —
Alcoolature de feuilles d'aconit.	XV —
Hydrolat de laitue.	80 grammes.
Sirop des cinq racines	20 —

A prendre par cuillerée, de 2 heures en 2 heures.

II. *A l'extérieur*, l'aconit s'emploie :

1º Contre le mal de dents ;

Pour calmer les douleurs, on humecte la gencive avec de la teinture d'aconit, et on introduit dans la dent cariée un peu de coton imbibé de la même teinture.

2º Contre la sciatique ;

On frictionne le trajet douloureux du nerf sciatique avec la pommade suivante :

Pommade stibiée.	40 grammes.
Extrait de feuilles d'aconit.	5 —

Actœa spicata, Renonculacées (actée, l'herbe de saint Christophe). — Les baies, très vénéneuses, sont purgatives drastiques. Il est prudent de s'en abstenir.

La poudre ainsi que la décoction de l'actée tuent les poux; on pourrait les employer contre les punaises.

Æthusa cynapium, Ombellifères (la petite ciguë). — Cette plante renferme un poison dangereux, la cicutine. Ce sont les feuilles, à l'époque de la floraison, puis les graines, qui renferment le plus de cicutine. Les potions doivent être préparées par le pharmacien, d'après l'ordonnance du médecin.

A l'extérieur, on peut faire usage des feuilles en cataplasmes sur les tumeurs cancéreuses.

Dose : 50 grammes de feuilles pour un litre d'eau ; on ajoute de la farine de lin en quantité suffisante.

Agrimonia eupatoria, Rosacées (l'aigremoine). — Les feuilles sont astringentes; leur décoction s'emploie à *l'extérieur* :

1° En gargarismes, contre les maux de gorge;

2° En injections, contre la leucorrhée.

Dose : 20 grammes de feuilles pour un litre d'eau.

Ajuga chamœpitys, Labiées (l'ajuga petit pin, l'ivette). — Cette plante a les mêmes propriétés que le *Teucrium chamœdrys*, vulgairement appelé petit chêne. On emploie l'infusion de l'ajuga petit pin, à *l'intérieur* :

1° Pour stimuler l'estomac et relever les fonctions digestives ;

2° Contre les bronchites chroniques;

Infusion : 15 grammes de feuilles pour un litre d'eau.

Allium sativum, Liliacées (l'ail cultivé). — Le bulbe renferme une huile sulfurée, âcre et pénétrante. En pilant la gousse d'ail avec de la graisse et de l'huile, on obtient un onguent nommé *moutarde du diable*. Cet onguent s'applique en cataplasme sur les tumeurs froides.

L'ail sert à préparer des lavements contre les vers intestinaux qu'on appelle oxyures.

L'oignon, le poireau, la ciboule, la rocambole, appartiennent au genre *Ail*; ces plantes ont les mêmes propriétés que l'ail, mais bien moins actives.

Althœa officinalis, Malvacées (la guimauve). — Les parties usitées sont la racine, les feuilles et les fleurs; c'est la racine qu'on emploie le plus habituellement. On cueille les feuilles au mois de juin, avant la floraison; on cueille les fleurs en juillet; on récolte les racines à l'automne; on les lave; on fend les plus grosses et on les divise toutes en morceaux de la même longueur.

De toutes les plantes mucilagineuses, la guimauve est celle qui possède au plus haut degré les propriétés émollientes et adoucissantes. Les feuilles et les racines sont employées spécialement comme émollientes; et les fleurs, comme pectorales, pour apaiser la toux. On emploie la guimauve :

I. *A l'intérieur*, en infusion : 1º contre les rhumes; 2º Contre les catarrhes de la vessie.

Tisane de fleurs par infusion : 20 grammes pour un litre d'eau.

Tisane de racines par infusion : 10 grammes pour un litre d'eau.

II. *A l'extérieur*, 1º En lotions et en fomentations, pour calmer les cuissons, les chaleurs et les éruptions de la peau;

2º En injections, chez les femmes, contre les inflammations de certains organes;

3º En lavements, contre la constipation et contre les inflammations intestinales;

4º En gargarismes, contre les maux de gorge.

Décoction pour l'usage externe : 30 à 60 grammes pour un litre d'eau.

La décoction est utile pour délayer la farine de lin dans la préparation des cataplasmes.

On donne souvent la racine à mâcher aux enfants pour favoriser la dentition.

Anémone pulsatilla, Renonculacées (la coquelourde, la tulipe de montagne). — Toute la plante est usitée; on doit l'employer surtout fraîche. Le moment le plus favorable pour la récolte est celui qui précède un peu la floraison. La plante fraîche est irritante, vésicante et même caustique; elle devient inerte par la dessication. On l'emploie :

I. *A l'intérieur*, en infusion : 1º Contre la coqueluche;

2º Contre les dartres rebelles.

Infusion : 2 à 4 grammes de feuilles dans une quantité d'eau suffisante pour obtenir une potion pesant

360 grammes, qu'on prend dans les 24 heures, en 4 fois, par fractions de 90 grammes.

II. *A l'extérieur.* 1° A défaut de sinapismes ou de vésicatoires, on peut se servir de l'Anémone pulsatilla broyée;

2° Réduite en poudre, elle fait éternuer; c'est un bon sternutatoire.

Poudre : 2 à 4 décigrammes.

L'eau distillée de Pulsatille irritant légèrement la peau, on l'a conseillée pour faire disparaître les taches de rousseur.

L'anémone des bois ou Sylvie et l'anémone des prés ou Pulsatille noire ont les mêmes propriétés.

Anethum graveolens, Ombellifères (l'aneth odorant, le fenouil bâtard). — Les parties usitées sont les feuilles, les fleurs et surtout les semences. On emploie les semences :

I. *A l'intérieur*, en infusion :

1° Contre les coliques venteuses, contre les vomissements provenant des flatuosités ;

2° Contre le hoquet, surtout chez les enfants;

3° Pour masquer le goût des purgatifs et autres médicaments.

Infusion des semences : 4 à 8 grammes pour un litre d'eau.

Si l'on a de l'huile essentielle d'aneth, on en prend quelques gouttes sur un morceau de sucre.

II. *A l'extérieur,* les feuilles, les fleurs et les semences s'emploient en cataplasmes ou en fomentations sur les tumeurs indolentes.

Angelica officinalis. Ombellifères (l'angélique). — Les parties usitées sont la racine, les graines et les feuilles. On emploie l'angélique :

I. *A l'intérieur*, en infusion :

1° Pour calmer les tiraillements de l'estomac et de l'intestin ;

2° Contre l'asthme, et pour calmer les attaques nerveuses chez les femmes (maux de nerfs, vapeurs).

Infusion de la racine et des graines : 20 grammes pour un litre d'eau.

II. *A l'extérieur*, les graines broyées sont employées pour tuer les poux.

L'angélique sauvage a les mêmes propriétés, mais moins actives; il faut augmenter les doses.

Anisum officinale, Ombellifères (l'anis). — L'anis vient des pays chauds; ce sont les graines ou semences qu'on emploie. Les propriétés sont les mêmes que celles de l'aneth, mais plus énergiques. On emploie les graines de l'anis :

I. *A l'intérieur*, en infusion :

1º Pour faciliter la digestion;

2º Pour calmer les coliques chez les enfants à la mamelle; dans ce cas, on fait manger l'anis à la nourrice;

3º Pour calmer les attaques nerveuses chez les femmes.

Infusion des graines : 10 grammes pour un litre d'eau.

II. *A l'extérieur*, on l'emploie en lotions, en cataplasmes :

1º Sur les ecchymoses provenant des contusions;

2º Pour dissiper les engorgements laiteux.

On peut préparer une teinture d'anis en faisant macérer dans l'eau de vie des anis écrasés, dans la proportion de 1 partie d'anis pour 4 parties d'eau-de-vie, soit 100 grammes d'anis pour 400 grammes d'eau-de-vie.

Pour l'emploi, on verse quelques gouttes de cette teinture sur un morceau de sucre qu'on absorbe dès que l'indisposition se fait sentir.

Au lieu de broyer les anis, on peut les moudre dans un moulin à café, ce qui est plus aisé.

L'anisette de Bordeaux est une teinture d'anis.

Les Arabes emploient la décoction d'anis dans le traitement de la sciatique.

Anthyllis vulneraria, Légumineuses (la vulnéraire). — C'est un remède populaire contre les plaies par contusion; malheureusement l'action de l'anthyllis est regardée comme étant à peu près nulle.

Aquilegia vulgaris, Renonculacées (l'ancolie,

le gant de Notre-Dame). — On a employé les racines, les feuilles, les fleurs et les semences, comme diurétiques, sudorifiques et antiscorbutiques. Les expériences n'ont pas été faites assez méthodiquement pour qu'on puisse recommander l'usage de l'ancolie.

Aristolochia clematitis, Aristolochiées (l'aristoloche, le coq punais). — La partie usitée est la racine. On l'emploie, à *l'intérieur*, en infusion, à petite dose :

1° Pour stimuler l'appétit et faciliter les fonctions de l'appareil digestif;

2° Comme emménagogue [1].

Infusion des racines : 20 grammes pour un litre d'eau.

Les Russes mangent les fruits crus, qu'ils regardent comme bon vermifuge.

Arnica montana, Composées (l'arnica). — Les parties usitées sont la racine, les feuilles et surtout les fleurs. L'arnica est une plante énergique dont il faut surveiller l'action avec soin. En cas d'empoisonnement par des doses trop fortes, on doit administrer l'opium et le tannin. On emploie l'arnica :

I. A *l'intérieur*, en infusion :

1° Contre la coqueluche;

2° Contre la dysenterie;

3° Contre les rétentions d'urine dues à la paralysie de la vessie, chez les vieillards;

4° Contre les fièvres intermittentes.

Infusion : 4 à 8 grammes pour un litre d'eau; on doit passer avec soin à travers un linge très serré.

II. A *l'extérieur*, les compresses imbibées de la teinture ou de l'infusion constituent un remède très populaire contre les plaies ou contre les commotions cérébrales qui proviennent de coups reçus ou de chutes.

On prépare la teinture d'arnica de la façon suivante : On fait macérer pendant dix jours 100 grammes d'arnica dans 500 grammes d'eau-de-vie; on passe avec expression, puis on filtre.

1. Le mot *aristoloche* est un mot grec qui signifie *emménagogue*

Si l'on prend à l'intérieur la teinture d'arnica, la dose doit être d'une cuillerée dans un verre d'eau sucrée.

Artemisia absinthium, Composées (l'absinthe). — On distingue trois absinthes, à savoir, la Grande, la Petite et la Maritime; toutes les trois sont cultivées dans les jardins; elles ont les mêmes propriétés; la plus énergique est la Grande absinthe. Les parties usitées sont les feuilles et les sommités fleuries; les feuilles sont plus amères.

On emploie l'absinthe :

I. *A l'intérieur*, en infusion :

1° Pour stimuler les fonctions digestives;

2° Contre la chlorose et l'anémie;

3° Comme emménagogue;

4° Comme fébrifuge;

5° Contre les vers intestinaux, ascarides et oxyures.

Infusion : 5 grammes pour un litre d'eau.

Toutes les fois qu'il y a irritation de l'estomac, du tube intestinal ou tendance aux congestions cérébrales, on ne doit pas user de l'infusion d'absinthe.

II. *A l'extérieur*, la décoction d'absinthe est employée :

1° En lotions, sur les ulcères atoniques;

2° En lavements, contre les vers intestinaux.

Décoction pour lotions ou lavements : 50 grammes pour un litre d'eau.

L'huile essentielle d'absinthe, étendue de 8 fois son poids d'huile d'olive, s'emploie à la dose de 50 à 100 grammes en frictions sur le ventre, comme vermifuge.

L'absinthe rend le lait amer; les nourrices doivent s'abstenir d'en prendre.

REMARQUE. — Certains habitants des campagnes confondent la tanaisie avec l'absinthe.

Artemisia vulgaris, Composées (l'armoise, l'herbe de saint Jean). — Les parties usitées sont la racine et les feuilles. L'armoise s'emploie :

I. *A l'intérieur*, en infusion, comme emménagogue.

Infusion des feuilles : 15 à 30 grammes pour un litre d'eau.

II. *A l'extérieur*, en lavements, contre les vers intestinaux.

Infusion pour lavements : 40 grammes pour un litre d'eau.

Une autre armoise, l'armoise vermifuge, si connue sous le nom de Semen-contra, s'emploie en infusion, à la dose de 10 grammes pour un litre d'eau.

L'estragon est également une armoise, *Artemisia dracunculus*. On voit combien le genre Armoise, de l'absinthe à l'estragon, renferme d'espèces utiles.

Arum maculatum, Aroïdées (le gouet, le pied de veau). A l'état frais, la plante est très vénéneuse; sèche, elle est à peu près inerte; aussi est-elle délaissée, A l'état frais, les feuilles écrasées pourraient servir de vésicant.

Asarum europœum, Aristolochiées (l'asaret, le cabaret, l'oreille d'homme). — Les parties usitées sont la racine et les feuilles; elles sont irritantes, d'une saveur âpre, d'une odeur poivrée. La poudre de la racine, portée dans les narines, provoque l'éternuement, un écoulement de mucus et quelquefois une épistaxis (saignement de nez).

L'asarum est le plus violent sternutatoire que nous ayons.

Avalée, la poudre de racine fait naître des douleurs d'entrailles, des nausées, des vomissements, des évacuations alvines. On emploie l'asarum, *à l'intérieur* :

1° Comme purgatif drastique :

Feuilles fraîches digérées dans l'eau pendant 12 heures : 5 à 20 feuilles pour 200 grammes d'eau.

2° Comme vomitif;

Poudre de la racine ou des feuilles : 5 décigrammes à 2 grammes.

Plante dangereuse; il est prudent de ne pas s'en servir.

Asperula odorata, Rubiacées (l'aspérule odorante, la reine des bois). — Cette plante est sternuta toire et légèrement astringente. Vu son peu d'efficacité, elle est aujourd'hui délaissée.

Une autre aspérule, *Asperula cynanchica* aspérule à l'esquinancie, était employée jadis en gargarismes dans les maux de gorge ; elle est également délaissée.

La racine de l'aspérule à l'esquinancie peut remplacer la racine de la garance pour la teinture en rouge.

Asplenium trichomanes, Fougères, (la capillaire). — A cet asplenium, ainsi qu'à l'asplénium *Adianthum nigrum* ou capillaire noire, ainsi qu'au Cétérach, on attribuait jadis des propriétés efficaces pour combattre la toux, favoriser l'expectoration et même pour calmer les cuissons des voies urinaires; il paraît que ces effets bienfaisants se réduisent à peu de chose.

Infusion 20 grammes pour un litre d'eau ; on coupe avec du lait la potion à prendre.

Astragalus glycyphyllos, Légumineuses (la fausse réglisse, la réglisse sauvage). — La partie usitée est la racine. Cette plante n'a pas, à proprement parler, de vertus médicinales. On s'en sert pour édulcorer les tisanes; on ne doit l'ajouter aux tisanes par décoction qu'*après que* celles-ci ont été retirées du feu. On s'en sert aussi pour masquer plus ou moins complètement l'amertume de certaines substances, telles que le sulfate de quinine, le quassia, l'aloès, etc. Il faut enlever l'écorce à la racine, car l'écorce lui donne de l'amertume.

Tisane par infusion : 10 grammes pour un litre d'eau.

Avena vulgaris, Graminées (l'avoine). — Les grains d'avoine peuvent rendre de bons services pour calmer les douleurs causées par les rhumatismes musculaires. On fait chauffer une quantité suffisante d'avoine dans une poéle ou un vase quelconque; on enferme cette avoine chaude dans un petit sac ou dans un linge qu'on ficelle ; puis on applique le tout sur le membre rhumatisé. Lorsque le sachet d'avoine a perdu une grande partie de sa chaleur, on le remplace par un autre chaud. Il est rare qu'au bout

d'une heure de ce traitement, les douleurs rhumatismales n'aient pas été grandement apaisées.

B

Ballota fœtida, Labiées, (la ballote, le marrube
noir). — Il y a une variété à fleurs blanches. Les
parties usitées sont les feuilles et les fleurs. On les
emploie.

I. *A l'intérieur*, en infusion ou en poudre :

1º Comme diurétique, sudorifique et antispasmodique ;

2º Contre les attaques nerveuses et l'hystérie ;

Poudre : 2 à 8 grammes.

Infusion : 15 grammes pour un litre d'eau.

3º Contre la goutte et le rhumatisme ;

Décoction de feuilles : 15 grammes dans un demi-
litre d'eau, qu'on réduit par l'ébullition à un quart de
litre.

4º Contre l'hydropisie ;

Au décocté précédent on ajoute de la teinture
d'écorce d'orange.

Barbarea vulgaris, Crucifères (la barbarée, la
rondote, l'herbe de Sainte-Barbe). — Cette plante
peut remplacer le cresson de fontaine, dont elle a les
propriétés, mais moins énergiques; aussi doit-on
doubler la dose. C'est donc une plante stimulante,
antiscorbutique. Les feuilles pilées s'emploient en
cataplasmes froids sur les contusions.

Belladona atropa (la belladone, la belle dame,
la morelle furieuse). — Cette plante, extrêmement
vénéneuse, fournit à la médecine quelques-uns de
ses précieux médicaments. Le principe actif de la
belladone s'appelle *atropine*. L'atropine ne peut-être
administrée qu'à la dose de 1 milligramme et même
au-dessous. Il s'ensuit que les remèdes à prendre à
l'intérieur ne peuvent être préparés que par le
pharmacien. Les parties usitées de la belladone
sont la racine, les baies et les feuilles.

I. *A l'intérieur*, les préparations de belladone sont employées :

1° Contre l'incontinence d'urine nocturne. (Formule Fauvel.)

Extrait de belladone.	0,05 centig.
Camphre.	1 gramme.
Castoréum.	1 —

Faire dix pilules, on en prend une chaque soir.

2° Contre la coqueluche. (Formule Jeannel.)

Sirop de belladone.	30 grammes.
Eau de laurier cerise	15 —
Eau distillée de tilleul	100 —

Une cuillerée à bouche toutes les 2 heures.

3° Contre l'asthme. (Formule Bouchardat.)

Extrait de belladone.	1 gramme.
Myrrhe.	1 —
Ipécacuanha.	1 —

Faire 36 pilules; on en prend 3 par jour.

4° Contre l'épilepsie. (Formule Trousseau.)

Extrait de belladone.	0,04 centig.
Poudre de belladone.	0,04 —

Pour une pilule. On prend chaque jour de *une* à *cinq* pilules de cette formule.

5° Contre la grippe. (Formule Dezautière.)

Sirop de coquelicot	25 grammes.
Teinture de belladone.	5 —

De trois à six cuillerées à café par jour.

6° Contre la constipation opiniâtre; (Formule Coutaret.)

Extrait de belladone.	0,50 centig.
Extrait de rhubarbe.	0,50 —
Poudre de guimauve.	Quantité suffisante.

Faire 20 pilules; on en prend une le soir en se couchant.

II. *A l'extérieur* on emploie la belladone :

1° En cataplasmes, sur les parties malades, dans le rhumatisme musculaire et articulaire aigu;

2º En injections, dans les douleurs névralgiques de l'utérus ;

Infusion : 10 à 50 grammes de feuilles pour un litre d'eau.

3º En pommade, contre les rhumatismes. (Formule Guéneau de Mussy.)

Extrait de belladone.	4 grammes.
Extrait de jusquiame	6 —
Extrait d'opium	2 —
Axonge	50 —

4º En pommade, contre les hémorrhoïdes. (Formule Debreyne.)

Extrait de belladone.	4 grammes.
Extrait d'opium.	0,60 centig.
Onguent populéum	30 grammes.

5º En pommade, contre les constrictions des sphincters de l'anus, de la vulve et du col de l'utérus :

Extrait de belladone.	0,50 centig.
Beurre de cacao	50 grammes.

En cas d'empoisonnement par la belladone, il faut recourir au thé, au café, au tannin.

Quelques-uns ont dit que la belladone préservait de la fièvre scarlatine, c'est faux.

Berberis vulgaris, Berbéridées (l'épine-vinette). Les parties usitées sont les feuilles et les fruits. Les feuilles se recueillent au moment de la floraison. Les feuilles en décoction sont employées dans le scorbut, la dysenterie, l'angine.

Décoction des feuilles : 16 grammes pour un litre d'eau.

Les fruits servent à préparer une limonade acidule qu'on donne aux malades.

Betonica officinalis, Labiées (la bétoine). Cette plante, autrefois si vantée, est tombée dans un discrédit complet. La poudre serait sternutatoire; la racine provoquerait des vomissements.

Borrago officinalis, Borraginées, (la bourrache). — Les parties usitées sont les feuilles et les fleurs.

La bourrache est adoucissante ; d'où son emploi dans les inflammations de poitrine, la bronchite, la pneumonie ou fluxion de poitrine.

Elle est sudorifique ; d'où son emploi dans les inflammations précédentes ainsi que dans les maladies telles que la rougeole, la scarlatine, la variole, le rhumatisme.

Elle est diurétique ; d'où son emploi dans toutes les affections où une urine abondante est un heureux symptôme.

Infusion des fleurs : 10 grammes pour un litre d'eau.

Décoction des feuilles : 1 à 10 grammes pour un litre d'eau.

On peut remplacer la bourrache par les fleurs du coquelicot.

Bryonia dioïca, Cucurbitacées (la bryone, le navet du diable, la couleuvrée, la vigne blanche). — La partie usitée est la racine ; celle-ci est vénéneuse.

I. A *l'intérieur*, elle est purgative ; elle est également vomitive, mais cette action est moins sûre que l'action purgative.

Décoction de la racine : 10 à 20 grammes pour un litre d'eau.

II. A *l'extérieur*, appliquée en grande quantité sur la peau, la racine de bryone y détermine une vive irritation et quelquefois des phlyctènes (vésicules, petites ampoules). A défaut de moutarde, on pourrait l'employer pour rubéfier la peau.

Pour avoir pris du suc de bryone sans précaution, nombre de personnes se sont empoisonnées. Le contre-poison de la bryone est la galle des feuilles de chêne ou le tannin.

Buxus sempervirens, Euphorbiacées (le buis). — Cette plante est dangereuse. Les feuilles sont purgatives à la dose de 4 grammes par litre d'eau. A dose plus faible, la décoction est sudorifique. C'est par le buis que les brasseurs peu scrupuleux remplacent le houblon dans la confection de la bière.

C

Calamintha officinalis, Labiées (le Calament).
— Cette plante est aromatique, amère. Elle est excitante par son principe aromatique ; elle est tonique par son principe amer.

Infusion des feuilles : 10 grammes pour un litre d'eau.

Calendula officinalis, Composées (le souci).
— Appliquées sur les verrues ou sur les cors, les feuilles les détruisent ; sur les tumeurs, elles les résolvent.

Cannabis sativa, Cannabinées, (le chanvre commun). — Les parties usitées sont les feuilles, les inflorescences, les graines.

I. *A l'intérieur*, en infusion, les feuilles et les graines sont employées contre l'irritation de la vessie dans le catarrhe vésical.

Infusion des feuilles ou des graines : 50 à 60 grammes pour un litre d'eau.

II. *A l'extérieur*, appliquées en cataplasmes sur les tumeurs blanches, les feuilles fraîches en facilitent la résolution.

Le célèbre haschisch s'extrait du chanvre indien, qui croît en Orient. L'usage du haschisch engendre des hallucinations bizarres qui poussent au meurtre. Les mangeurs de haschisch s'appellent *haschischim*, mot que les Italiens ont traduit par *assassini*, et les Français par *assassins*. Tel est le sens primitif du mot.

Centaurea calcitrapa, Composées (la centaurée chausse-trape, le chardon étoilé). — La racine passe pour tonique, amère, fébrifuge ; elle est aujourd'hui délaissée.

Infusion : 10 à 15 grammes pour un litre d'eau.

Le *centaurea cyanus* ou bluet et le *centaurea jacea* ou jacée ont les mêmes propriétés.

Chamomilla nobilis, Composées, (la camomille romaine). Les parties usitées sont les têtes fleuries. On emploie la camomille :

I. *A l'intérieur*, en infusion : 1° contre les digestions difficiles et les crampes d'estomac :

2° Contre la constipation atonique;

3° Contre les coliques venteuses;

4° Elle est fébrifuge; c'était le quinquina de l'antiquité.

5° On a recours à son action stimulante dans la fièvre typhoïde, dans la dysménorrhée causée par les spasmes utérins, dans l'hystérie.

Infusion à prendre à l'intérieur : 5 grammes pour un litre d'eau.

II. *A l'extérieur*, elle est employée en fomentations et en cataplasmes :

1° Contre la goutte et le rhumatisme;

2° Sur les plaies récentes; elle en favorise la cicatrisation.

Infusion pour l'usage externe : 10 à 20 grammes pour un litre d'eau.

Champignons vénéneux. On peut rendre inoffensifs les champignons vénéneux en les faisant bouillir préalablement dans une eau vinaigrée ou salée. Proportions : 3 cuillerées de vinaigre ou 2 cuillerées de sel de cuisine dans un litre d'eau pour 500 grammes de champignons. Il faut rejeter l'eau vinaigrée où ont bouilli les champignons, cette eau est empoisonnée.

Toutes les autres précautions prises pour s'assurer de l'innocuité des champignons, entre autres, cuillère d'argent plongée dans l'eau et noircissant, sont des précautions illusoires. Le seul préservatif est l'eau vinaigrée ou salée, surtout l'eau vinaigrée. Le plus vénéneux des champignons est la fausse oronge.

Chelidonium majus, Papavéracées (la chélidoine éclaire, l'herbe aux verrues). La partie usitée est le suc de la plante entière, surtout celui de la racine. La grande Éclaire est un poison irritant.

1° Elle produit la rubéfaction de la peau et une chaleur mordicante dans les mains.

2° A dose moyenne, elle purge sûrement et fait uriner en abondance.

3º Son suc caustique appliqué sur les verrues, réussit souvent à les faire tomber.

Le suc de la chélidoine se donne à la dose de 30 à 40 gouttes au plus.

Infusion de la racine : 15 grammes pour un litre d'eau.

Chenopodium vulvaria, Salsolacées (l'ansérine vulvaire, l'herbe aux oies). On se sert de préférence des sommités fleuries. La plante passe pour être emménagogue et pour calmer les attaques nerveuses.

Infusion : 10 grammes pour un litre d'eau.

Cichorium intybus, Composées (la chicorée sauvage). — Les parties usitées sont les feuilles, les racines, les fruits.

La chicorée est tonique par son principe amer; quoique lente et faible, son action se manifeste quand on en continue l'usage durant un certain temps.

Les jeunes feuilles sont laxatives et conviennent aux personnes dont le ventre est resserré.

La racine possède une saveur d'abord douceâtre et mucilagineuse, puis très amère; elle a les mêmes propriétés que les feuilles. Lorsqu'elle est torréfiée et mise en poudre, elle devient le café chicorée. Inutile d'ajouter que le café chicorée n'a ni le goût, ni le parfum, ni aucune des propriétés du café véritable. C'est lui qu'on accuse de produire des flueurs blanches chez les femmes qui en font usage.

Infusion ou décoction des feuilles : 10 à 15 gouttes pour un litre d'eau.

Infusion ou décoction des racines : 15 à 20 grammes pour un litre d'eau.

Cicuta virosa, Ombellifères (la ciguë vireuse). — La ciguë vireuse est l'une des quatre plantes que le vulgaire appelle du même nom de ciguë. Ces quatre ciguës sont la ciguë officinale ou grande ciguë, l'*æthusa cynapium* ou petite ciguë, la ciguë vireuse et la phellandrie ou ciguë aquatique.

La ciguë vireuse est très vénéneuse. Ce qui en fait le grand danger, c'est qu'elle a l'odeur du persil;

mais elle diffère du persil en deux points principaux :

1º Le suc de la ciguë vireuse est *jaune*, tandis que le suc du persil ne l'est pas;

2º Les fleurs de la ciguë sont *blanches*, tandis que celles du persil sont jaunes.

En médecine, on se sert exclusivement de la Grande ciguë.

Citrus aurantium, Rutacées (l'oranger ordinaire). — Les parties usitées sont les feuilles, les fleurs et les fruits.

A. Feuilles. — Les feuilles sont employées en infusion comme sudorifiques et légèrement antispasmodiques dans les maux de tête, les palpitations, la toux convulsive et l'hystérie.

Infusion : 10 grammes pour un litre d'eau.

B. Fleurs. — Les fleurs distillées donnent une essence d'une odeur suave qu'on appelle *néroli;* le néroli entre dans la composition de l'Eau de Cologne.

C. Fruits. — Le suc des fruits sert à préparer l'orangeade, boisson destinée à calmer la soif des malades.

L'écorce verte entre dans la composition du curaçao.

Citrus limonum, Rutacées (le citron ordinaire ou limon). — Le suc du citron s'emploie en limonade pour étancher la soif. Limonade cuite : un ou deux citrons coupés en tranches minces pour un litre d'eau bouillante; on sucre.

Le suc du citron est employé en gargarisme contre les maux de gorge. On le prend aussi contre le vomissement.

On l'emploie en fomentations sur les plaies de mauvaise nature.

L'écorce du citron est tonique et carminative.

Clematis vitalba, Renonculacées (la clématite, la traînasse, l'herbe aux gueux). — La clématite renferme un suc âcre et même vésicant; elle peut être employée en cataplasme comme révulsif; alors elle calme les douleurs à la façon d'un thapsia.

Colchicum autumnale, Colchicacées (le colchique, la veillotte). Cette plante est vénéneuse. Les parties usitées sont les fleurs, le bulbe et les semences. Le colchique est la plante la plus utile qu'on ait pour combattre la goutte. Les préparations doivent être faites par le pharmacien.

1° Formule d'une potion antigoutteuse :

> Vin de colchique. . . . .   4 grammes.
> Eau distillée.   120   -

A prendre trois fois dans les 24 heures.

2° Formule d'une potion antirhumatismale :

> Teinture de semences de colchique.   5 grammes.
> Alcoolature d'aconit.   2   —
> Sirop d'opium   30   —
> Eau gommeuse 5/100   170   —

On prend 2 à 4 cuillerées à bouche pendant la la nuit.

Le contrepoison du colchique est le tannin.

Colutea arborescens, Légumineuses (le baguenaudier). — Les feuilles du baguenaudier sont légèrement purgatives. On les introduit frauduleusement parmi les feuilles du séné.

Conium maculatum, Ombellifères (la grande ciguë). — Cette plante est extrêmement vénéneuse. Les parties usitées sont les feuilles et les fruits. Toutes les préparations doivent être faites par le pharmacien.

A l'extérieur, dans le traitement des tumeurs cancéreuses, on fait usage de cataplasmes de ciguë préparés ainsi : ciguë, 50 grammes ; eau, un litre ; farine de lin, quantité suffisante.

Convallaria maïalis, Asparaginées (le muguet). — Le muguet renferme deux principes actifs, dont l'un, la convallamarine, est soluble dans l'eau. Le muguet est un médicament cardiaque, c'est-à-dire un médicament pour le cœur. Il est employé contre la dyspnée ou respiration difficile, contre les palpitations et les autres affections du cœur. Il est aussi diurétique.

> Extrait de muguet . . . . 10 grammes.
> Sirop de sucre . . . . , ... 500   —

On prend 2 à 3 cuillerées à bouche, par jour.

Le formulaire pratique du docteur Dujardin-Beaumetz indique une tisane de 10 à 20 grammes pour un litre d'eau, qu'on prend par fractions dans les 24 heures.

La convallamarine se prend en pilules ou en solution alcoolique. La dose pour un jour est de 1 à 5 centigrammes ; on va jusqu'à 10 centigrammes chez l'adulte.

C'est tout récemment que le muguet est entré dans la thérapeutique comme médicament du cœur et succédané de la digitale.

Convolvulus arvensis, Convolvulacées (le liseron des champs, la veuillie). — Le liseron des champs ainsi que le liseron des haies contiennent en petite proportion une matière résineuse qui est purgative.

Cucurbita maxima, Cucurbitacées (la courge, la citrouille, le potiron). — Les semences sont rafraîchissantes et calmantes ; on en fait une émulsion qu'on prend :

1º Contre les rhumes, les inflammations du tube digestif, de la vessie et de l'urèthre ;

2º Contre le tœnia.

On prend 60 grammes de semences ; on les débarrasse de leur enveloppe et on les réduit à une pâte granuleuse qu'on délaye dans l'eau. On fait avaler le marc et l'émulsion en ayant soin d'administrer l'huile de ricin *avant* et *après* l'ingestion du remède.

En Russie, où le tœnia est très *commun*, les Russes ont leurs poches pleines de semences de courge qu'ils mangent constamment.

Le meilleur remède contre le tœnia est le kousso d'Abyssinie ; c'est à lui qu'il faut avoir recours lorsqu'on a acquis la certitude que l'intestin est en proie au dangereux parasite. Tous les pharmaciens ont du kousso.

Cydonia vulgaris, Rosacées (le cognassier).

— Les parties usitées sont les fruits et les pépins.

A. Fruits. — Les fruits coupés en morceaux sont employés :

I. *A l'intérieur*, en décoction :

1º Contre les crachements de sang ;

2º Contre la diarrhée atonique ;

3º Contre les vomissements chroniques.

Le sirop de coings est employé dans les mêmes cas.

II. *A l'extérieur*, le vin de coings, formé de suc de coings, d'un peu de sucre, d'un peu d'eau-de-vie et de vin blanc, est employé :

1º En gargarismes, contre les aphtes et l'ulcération des gencives;

2º En injections, contre le relâchement des organes chez les femmes.

B. Pépins. — La décoction des pépins de coing donne un mucilage émollient, adoucissant. Ce mucilage est employé, à *l'extérieur*.

1º Pour le traitement des gerçures des lèvres et du mamelon ;

2º Contre l'eczéma des mains (éruptions enflammées) ;

3º Contre l'érysipèle;

4º Contre l'inflammation des paupières;

5º Contre les hémorrhoïdes enflammées.

Cynanche vincetoxicum, Asclépiadées (le dompte-venin). — On n'emploie que les aigrettes soyeuses de la graine, en guise de charpie, sur les coupures.

Cynoglossum officinale, Borraginées (le cynoglosse, la langue de chien). — Cette plante est inerte; on donne, en médecine, le nom de pilules de cynoglosse à une préparation qui ne contient que de l'opium. Le nom de cynoglosse est employé uniquement pour dissimuler la composition des pilules aux malades que pourrait effrayer le mot opium.

Cytisus laburnum, Légumineuses (le cytise laburnum, le faux ébénier, l'acacia aux fleurs jaunes). — Les fleurs et les graines du cytise laburnum sont vénéneuses pour l'homme et les animaux.

D

Daphne laureola, Daphnoïdées (le daphné lauréole, le garou). — Le vrai garou est le daphné *gnidium* qui croît dans le Midi. Les propriétés du daphné lauréole et du daphné *mezereum* (bois gentil) sont les mêmes que celles du *gnidium*. Les parties usitées sont l'écorce, les graines et les feuilles.

I. *A l'intérieur*, en décoction, les graines et les feuilles des daphnés sont purgatives drastiques.

Tisane par décoction : 5 grammes pour un litre d'eau.

II. *A l'extérieur*, l'écorce des daphnés s'emploie pour obtenir la rubéfaction et la vésication ; elle remplace les vésicatoires. Elle a sur les vésicatoires l'avantage de n'exercer aucune action fâcheuse sur l'appareil génito-urinaire. On sait, en effet, qu'en faisant poser un vésicatoire (poudre de cantharides), le médecin prescrit toujours un sirop renfermant de l'opium afin de corriger les effets inflammatoires que produit l'introduction d'un peu de cantharidine dans la circulation du sang.

On fait macérer un morceau d'écorce de daphné pendant une heure dans l'eau ou dans le vinaigre ; puis on l'applique sur la peau par la face interne, et on le maintient avec une bande. La vésication se produit au bout de 24 heures.

Datura stramonium, Solanées (la stramoine, la pomme épineuse). — Cette plante est très vénéneuse. Les parties usitées sont les feuilles et les graines. Ses propriétés sont celles de la belladone :

1º Contre l'asthme, les feuilles sèches se fument en cigarettes ; 1 gramme de feuilles par cigarette ;

2º Contre les douleurs névralgiques ; formule pour pilules :

Semences de stramonium......	1 gramme.
Semences de belladone........	1 —
Sulfate de quinine...........	1 —

Pour faire 50 pilules ; on prend 1 à 4 pilules par tour.

3⁰ Contre l'épilepsie; formule pour pilules :

Extrait de stramonium	1 gramme.
Extrait de belladone	1 —
Camphre	0,50 centig.
Opium.	0,50 —

Pour faire 100 pilules ; on prend 1 pilule, le premier jour; puis en augmentant jusqu'à 15 pilules.

Daucus carota, Ombellifères (la carotte sauvage). — Les semences de carotte sauvage se prennent en infusion ou en décoction comme stimulant diffusible, tonique, diurétique, antihystérique, emménagogue. On emploie les semences en toutes proportions.

La décoction de la carotte cultivée s'emploie contre la jaunisse. On applique sa pulpe fraîchement râpée sur les brûlures. Dans l'antiquité, on employait cette même pulpe râpée contre l'éléphantiasis.

Delphinium consolida, Renonculacées (la dauphinelle, le pied d'alouette). — La dauphinelle ou pied d'alouette semble avoir les mêmes propriétés, mais affaiblies, que la dauphinelle staphysaigre qui croît dans le Midi :

1⁰ La poudre de la dauphinelle s'emploie contre les poux ;

2⁰ La décoction, également contre les poux, contre la gale.

Décoction pour lotions : 15 à 30 grammes pour un litre d'eau.

Il faut que la tête pouilleuse qu'on lave n'ait pas d'écorchure.

Digitalis purpurea, Scrofularinées (la digitale pourprée, le pétard, la gantelée). — Ce sont les feuilles qu'on emploie. On doit laisser les feuilles radicales et ne prendre sur la tige que les feuilles saines. Il faut les faire sécher à l'ombre, puis les conserver dans des vases bien fermés, à l'abri de la lumière. On doit les renouveler tous les ans. La digitale est le médicament du cœur par excellence.

1⁰ Elle ralentit le mouvement du cœur; on l'emploie dans les palpitations nerveuses ;

2º Antiphlogistique, elle abaisse la température du sang ; on s'en sert dans la pneumonie ou fluxion de poitrine ;

3º Elle fait cesser les métrorrhagies ou pertes de sang excessives chez les femmes ;

4º Elle est diurétique, par conséquent utile dans la goutte, la gravelle.

Infusion des feuilles : 3 grammes pour un litre d'eau.

La digitale pourprée croît dans les terrains granitiques ; la digitale blanc jaunâtre, *digitalis lutea*, dans les terrains calcaires. La digitale blanche a les mêmes propriétés que la digitale pourprée, mais moins énergiques ; on double les doses

Voici différentes formules de préparation de digitale pourprée :

1º *Infusion de digitale :* poudre de feuilles 1^{gr},50 ; eau, un litre, qu'on chauffe à 70º. On fait infuser pendant une demi-heure. La potion se prend en un jour ;

2º *Lavement de digitale :* poudre de feuilles, de 0^{gr},25 à 2 grammes. Eau bouillante, en quantité suffisante. On fait infuser une demi-heure ;

3º *Potion contre la toux convulsive et contre l'asthme.*

Digitale.	2	grammes.
Ipéca.	1	—
On fait infuser dans eau bouillante.	120	—
On ajoute sirop de guimauve.	25	—
Liqueur ammoniacale anisée.	2,50	centig.

Cette potion se prend par cuillerée.

4º *Potion calmante* ou *sédative.*

Teinture de digitale.	X à	XXX	gouttes.
Teinture d'opium.	X à	XV	—
Sirop de fleurs d'oranger.		30	grammes.
Infusé de tilleul.		120	—

Cette potion se prend par cuillerées dans la journée.

E

Echium vulgare, Borraginées (la vipérine). — Cette plante était regardée autrefois, mais bien à tort, comme efficace contre la morsure des vipères.

En réalité, elle ne jouit que des propriétés mucilagineuses de la bourrache, mais bien moins énergiques.

Eryngium campestre, Ombellifères (le chardon Roland, le panicaut). — Cette plante est aujourd'hui inusitée. La racine passait pour diurétique et emménagogue. On l'ordonnait en infusion ou en décoction à la dose de 25 à 35 grammes pour un litre d'eau.

Erythrœa centaurium, Gentianées (la petite centaurée). La petite centaurée n'est pas une centaurée, c'est une gentiane. C'est peut-être la plante qui, de toutes, rend le plus de services à la campagne. Elle est un de nos meilleurs amers.

MODES DE PRÉPARATION ET D'ADMINISTRATION. — La petite centaurée, sa grande sœur la Gentiane jaune, tous les Amers purs, à savoir : Quassia, Colombo, etc., se prescrivent en infusions, en décoctions, en macérations, en extraits, en sirops, en teintures, en vins.

A. LES INFUSIONS ET LES DÉCOCTÉS sont préparés, en général, avec 10 grammes de la plante pour un litre d'eau. La décoction est préférable contre la diarrhée et la dysenterie.

B. LES SIROPS se donnent aux doses de 1 à 5 cuillerées à bouche par jour, seuls ou dans l'eau sucrée, à cause de leur amertume.

Formule pour faire un sirop de gentiane :

Racine de gentiane . . . .   10 grammes.
Eau bouillante. . . . .   1 litre.
Sucre en quantité suffisante. . . .

C. LES VINS se donnent aux doses de 50 à 120 grammes par jour.

Formule pour faire un vin de gentiane :

Racine de gentiane . . . .   30 grammes.
Eau-de-vie . . . . . . ·   60   —

Faites macérer au moins pendant 24 heures; ajoutez un litre de vin rouge; puis filtrez au bout d'une semaine.

D. LES TEINTURES servent d'habitude à faire sur le

champ les vins de gentiane. Elles peuvent se prendre à la dose de 2 à 8 grammes par jour.

Formule pour faire une teinture de gentiane :

Racine de gentiane . . . . 100 grammes.
Eau-de-vie . . . . 1/2 litre.

Faites macérer pendant 10 jours ; puis, filtrez.

Le moment de l'administration des vins et des teintures doit être pris en considération :

Veut-on augmenter l'appétit ? on donnera les médicaments un peu avant le repas, en se mettant à table, par exemple.

Veut-on favoriser la digestion ? on les prendra pendant ou après le repas.

On s'abstiendra d'en prendre à tout moment de la journée, *à moins qu'ils ne soient dilués dans une grande quantité d'eau*, ce qui en fait alors une boisson aussi agréable que la bière. Pris à des moments trop éloignés des repas, ils provoquent des aigreurs ; ils fatiguent l'estomac en le faisant travailler en vain.

I. A *l'intérieur* :

1º La petite centaurée, non seulement ne constipe pas, mais son usage prolongé fait cesser la constipation et régularise les fonctions intestinales ;

2º Elle réveille l'appétit et favorise les fonctions de l'estomac ;

3º Pour couper les fièvres intermittentes, on la prescrit en même temps que le sulfate de quinine, dont elle est le meilleur adjuvant ;

4º Elle rend de grands services dans la goutte et dans la leucorrhée ;

5º Elle est carminative, apaise les coliques venteuses ;

6º On l'associe aux médicaments qui fatiguent le tube digestif, entre autres, à l'iodure de potassium et aux préparations ferrugineuses ;

7º Elle donne la boisson qui apaise le mieux la soif des malades et celle des travailleurs des champs durant les chaleurs de l'été. Les travailleurs peuvent la remplacer par une infusion de café noir très légère.

II. A *l'extérieur*, la petite centaurée s'emploie :

1° En lavements, contre les vers intestinaux; ou simplement comme tonique pour l'intestin;

2° En lotions ou en fomentations sur les plaies et les ulcères atoniques.

Toutes les propriétés et tous les emplois de la petite centaurée le sont également, et à plus forte raison, de la grande gentiane.

Euphrasia officinalis, Scrofularinées (l'euphraise officinale, le casselunettes). — Plante légèrement astringente, employée autrefois en collyre pour les maux d'yeux, aujourd'hui délaissée.

F

Fragaria vesca, Rosacées (le fraisier). — Les parties usitées sont les fruits et la racine.

I. *A l'intérieur*, les fraises, par leurs propriétés rafraîchissantes, conviennent aux personnes habituellement constipées,

Les racines sont astringentes; leur décoction est employée contre la diarrhée.

Décoction de racines : 30 grammes pour un litre d'eau.

II. *A l'extérieur*, en gargarismes, la décoction de racines est employée contre l'angine.

La décoction des racines est rouge; sous son influence, les urines se colorent en rose; en outre, elles deviennent alcalines.

Fraxinus excelsior, Oléacées (le frêne à fleurs verdâtres). — Les parties usitées sont les feuilles et l'écorce des jeunes rameaux.

A. Feuilles. — *A l'intérieur*, l'infusion des feuilles est purgative.

Infusion des feuilles : 15 à 25 grammes pour un litre d'eau.

B. Écorce. — *A l'intérieur*, la décoction de l'écorce des jeunes rameaux est fébrifuge, antigoutteuse, anti-rhumatismale.

Le **Fraxinus ornus**, ou Frêne à fleurs blanches,

laisse s'écouler du tronc une manne qui est laxative, à la dose de 15 à 20 grammes.

Fumaria officinalis, Fumariacées (le ou la fumeterre). — Toute la plante est usitée. Elle est employée en infusion :

1º Contre les affections du foie ;

2º Contre le scorbut ;

3º Contre les bronchites ;

4º Pour stimuler les organes digestifs.

Tisane par infusion : 20 grammes pour un litre d'eau.

G

Galium luteum, Rubiacées (le caille-lait jaune). — Le caille-lait n'a jamais caillé le lait. Cette expression est sans doute la corruption du mot *Galiet*, qui est la traduction française du mot latin *Galium*.

Le caille-lait jaune et le caille-lait blanc sont légèrement astringents, sudorifiques et calmants. Ils sont inusités aujourd'hui.

Gentiana lutea, Gentianées (la gentiane jaune, la Grande gentiane). — Les propriétés sont les mêmes que celles de l'*Erythræa centaurium* ou petite centaurée. Voir à celle-ci les formules pour vins, tisanes, teintures, etc.

Geranium robertianum, Géraniacées (le géranium de Robert, le géranium à petites fleurs). — Ce géranium ainsi que le géranium à grandes fleurs, GERANIUM SANGUINEUM, s'emploient, comme astringents, en gargarismes.

Geum urbanum, Rosacées (la benoîte). — La partie usitée est la racine ; celle-ci possède une odeur analogue à celle de la girofle. On doit la récolter dans un terrain sec au printemps, la faire sécher lentement et la conserver, à l'abri du soleil, dans un lieu frais. Il vaut mieux l'employer fraîche. Elle est astringente, amère, aromatique. On l'emploie à l'*intérieur*, en décoction :

1º Contre la dysenterie, la diarrhée chronique ;

2º Contre le défaut d'appétit, la digestion difficile;

3º Contre les crachements de sang;

4º Contre la métrorrhagie.

Décoction de la racine fraîche : 60 grammes pour un litre d'eau.

Décoction de la racine sèche : 30 grammes pour un litre d'eau.

Glechoma hederacea, Labiées (le lierre terrestre). Le lierre terrestre se récolte lorsqu'il est en fleurs. On doit le choisir peu élevé, bien touffu, à peine fleuri, ayant végété dans des lieux secs et élevés On le fait sécher au soleil; puis, on le conserve dans un lieu sec, à l'abri du contact de l'air; sinon, il attire l'humidité et noircit. Il s'emploie :

I. *A l'intérieur*, en infusion :

1º Contre les affections catarrhales des voies respiratoires; il facilite l'expectoration;

2º Contre les faiblesses de l'estomac; contre la mauvaise digestion.

Infusion : 10 à 20 grammes pour un litre d'eau.

II. *A l'extérieur*, l'infusion ou la décoction servent à modifier les ulcères. On en prépare aussi des cataplasmes que l'on considère comme toniques et calmants.

Gratiola officinalis, Scrofularinées (la gratiole, l'herbe au pauvre homme). — Plante dangereuse; c'est un purgatif violent et un émétique.

Comme *purgatif* : infusion de 2 à 4 grammes dans une quantité d'eau indéterminée;

Comme *vomitif* : la poudre de gratiole se prend à la dose de 0^{gr},60 centigrammes à 1 gramme.

H

Hedera helix, Araliacées (le lierre). — On emploie les baies et les feuilles.

I. *A l'intérieur*, les baies sont purgatives et vomitives.

II. *A l'extérieur* :

1º Les feuilles s'emploient pour panser les cautères,

dans le but de les tenir humides et de préserver les linges de l'imbibition par le pus;

2⁰ La décoction des feuilles s'emploie pour tonifier les ulcères sanieux et pour tuer les parasites;

3⁰ La pulpe des feuilles en cataplasmes est considérée comme fondante pour les engorgements laiteux froids.

Helleborus fœtidus, Renonculacées (l'ellébore fétide, le pied de griffon). — Il ne faut pas confondre cette plante avec l'ellébore blanc, l'ellébore noir et l'ellébore vert. L'ellébore fétide n'est employé que par les vétérinaires; il serait vermifuge.

Hordeum vulgare, Graminées (l'orge). — La tisane d'orge est adoucissante et tempérante, surtout si elle est édulcorée avec du miel.

Décoction : 20 grammes pour un litre d'eau; on ajoute 60 grammes de miel.

Humulus lupulus, Cannabinées (le houblon). — Les cônes de houblon se récoltent en août; ils ne doivent pas être conservés au delà de deux ans.

I. *A l'intérieur*, on emploie la tisane de cônes de houblon :

1⁰ Comme tonifiant l'estomac et stimulant les fonctions digestives;

Tisane par décoction : 10 grammes pour un litre d'eau;

2⁰ Comme exerçant une action très calmante sur les organes génito-urinaires.

Les jeunes pousses du houblon sont regardées comme antiscorbutiques.

Les racines passent pour diurétiques.

II. *A l'extérieur*, le houblon s'emploie en cataplasmes pour fondre les gonflements douloureux et pour calmer les ulcères sanieux.

On substitue quelquefois des oreillers remplis de cônes de houblon aux oreillers de plumes, chez les sujets tourmentés d'insomnie qui ne peuvent pas supporter les opiacés.

Hyoscyamus niger, Solanées (la jusquiame noire). — Cette plante est un médicament précieux;

mais comme elle est très vénéneuse, il faut l'employer avec une extrême prudence. Les parties usitées sont : les racines, les semences et surtout les feuilles. On récolte les feuilles un peu avant la floraison. La racine est plus active que la tige et les feuilles; l'extrait alcoolique des semences l'est encore plus que la racine. La jusquiame est calmante, antispasmodique. On l'emploie :

I. *A l'intérieur*, en infusion :

1° Contre la constipation ;

2° Contre la coqueluche et la toux nerveuse;

3° Contre certaines névralgies telles que le tic douloureux de la face et le rhumatisme sciatique ;

4° Contre les spasmes du col de la vessie et du sphincter anal ;

5° Contre les flux hémorrhoïdaux ;

6° Contre l'hystérie;

Infusion ou décoction des feuilles : 4 à 8 grammes pour un litre d'eau.

II. *A l'extérieur* :

1° Les feuilles fraîches servent à faire des cataplasmes pour panser les plaies douloureuses ;

2° Les feuilles sèches peuvent se fumer, à la manière du tabac, contre le mal de dents.

Hypericum perforatum, Hypericinées (le millepertuis). — On emploie les sommités fleuries. Le millepertuis est une plante amère, astringente, aromatique, résineuse. Elle est excitante, vermifuge, vulnéraire.

A l'intérieur, infusion : 20 grammes pour un litre d'eau.

L'huile de millepertuis entre dans la composition du baume du Commandeur, lequel est un remède populaire contre les blessures.

Hyssopus officinalis. Labiées (l'hysope ou hyssope). — Cette plante, cultivée dans les jardins, s'emploie dans toutes ses parties. Elle possède à un très haut degré les propriétés des espèces aromatiques. On l'emploie :

I. *A l'intérieur*, en infusion :

1º Pour favoriser les fonctions de l'estomac ;

2º Contre les catarrhes bronchiques, contre l'asthme et contre les affections nerveuses des voies respiratoires, souvent à la suite de la rougeole ;

3º Étant sudorifique, elle est utile dans les rhumatismes qui ne sont pas accompagnés de fièvre ;

4º Elle est emménagogue.

Infusion : 8 grammes pour un litre d'eau.

II. *A l'extérieur*, on emploie l'hysope :

1º En gargarismes, dans les angines simples ou compliquées de gangrène ;

2º En collyre, dans les ophtalmies catarrhales ;

3º En fomentations, sur les contusions, les entorses, et les blessures.

Décoction pour l'usage externe : 30 grammes, pour un litre d'eau.

I

Ilex aquifolium, Ilicinées (le houx). — Les feuilles sont sudorifiques, fébrifuges.

Décoction de feuilles fraîches : 30 à 60 grammes pour un litre d'eau.

La décoction peut être employée en lavement.

Les baies sont purgatives.

La glu qu'on retire de l'écorce passe pour émolliente et résolutive.

Inula helenium, Composées (l'aunée). — Les parties usitées sont la racine et les jeunes pousses. On récolte la racine au printemps et à l'automne, quand la plante a deux ou trois ans. La dessiccation se fait au soleil ; si la racine est trop grosse, on la coupe préalablement en petites rondelles.

Elle est d'une saveur forte, aromatique, âcre et amère ; elle conserve ses propriétés en se desséchant ; seulement sa couleur devient grise ; elle prend l'odeur de l'iris. On emploie l'aunée :

I. *A l'intérieur*, en décoction :

1º Contre la dyspepsie atonique ;

2º Contre le catarrhe des bronches qui souvent vient à la suite de la rougeole ;

3° Contre l'asthme ;

4° C'est **un** emménagogue populaire ; on l'emploie dans les cas de faiblesse générale chez les jeunes filles non réglées.

Décoction pour l'usage interne : 8 grammes, pour un litre d'eau, qu'on prend dans la journée.

Formule pour la préparation du vin d'aunée :

Aunée . . . .   30 grammes.
Eau-de-vie.   70   —

On laisse en contact 24 heures ; puis on ajoute un litre de vin blanc généreux. On laisse macérer pendant 10 jours en agitant de temps en temps ; on passe, on exprime ; puis on filtre.

Le vin d'aunée se prend par cuillerées, 2 à 4 dans un jour.

II. *A l'extérieur*, la décoction est employée :

1° En lotions, contre la gale ; contre les démangeaisons dartreuses ;

2° En injections, contre la leucorrhée ;

3° En cataplasmes, la pulpe s'applique sur les ulcères sanieux.

Décoction pour l'usage extérieur : 15 à 30 grammes pour un litre d'eau.

Inula montana, Composées (confondue à tort avec l'arnica). — L'emploi est le même que celui de l'arnica ; mais les propriétés de l'*inula montana* sont moins énergiques : il faut augmenter les doses.

Iris. Les racines des iris ont des propriétés irritantes qui en rendent l'emploi dangereux ; il est prudent de s'en abstenir.

J

Juglans regia, Juglandées (le noyer). — Les parties usitées sont les feuilles, le brou. Les feuilles sont employées :

I. *A l'intérieur*, en infusion :

1° Contre la scrofule, engorgements scrofuleux,

ophtalmies scrofuleuses, carie scrofuleuse des os.

Infusion : 20 grammes, pour un litre d'eau.

2º L'infusion des feuilles sèches de noyer est, paraît-il, presque aussi agréable que le thé.

II. *A l'extérieur*, la décoction des feuilles est employée :

1º En injections, contre la leucorrhée;

2º En lotions, pour laver et panser les ulcères;

3º En gargarismes, contre les aphtes.

Décoction : 30 à 50 grammes pour un litre d'eau.

Le *Brou* est employé aux mêmes usages que les feuilles et d'après les mêmes préparations. Le suc du brou vert est employé, dit-on, avec succès contre les verrues et contre la teigne.

En Angleterre, on met les animaux à l'abri des piqûres des mouches en les lavant avec un décocté de feuilles de noyer.

Juniperus communis, Conifères (le genévrier). — Les parties usitées sont les fruits connus sous le nom de baies de genièvre; on se sert aussi des jeunes pousses. Les baies de genièvre s'emploient :

I. *A l'intérieur*, en infusion :

1º Comme anticatarrhal, dans la leucorrhée, dans le catarrhe vésical;

2º Comme diurétique, dans les maladies du cœur; dans les calculs et la gravelle. Le genièvre est le plus puissant diurétique qu'on ait en Bourgogne;

3º Comme tonique, stimulant et stomachique, dans les débilités de l'estomac, dans la dyspepsie, dans le scorbut.

Infusion aqueuse des baies : 10 à 20 grammes pour un litre d'eau.

Sous l'influence du genièvre, les urines prennent une odeur de violette.

II. *A l'extérieur*, on se sert des fumigations de genièvre pour stimuler la peau dans les affections rhumatismales chroniques, dans les lumbagos, les courbatures. On met dans une bassinoire garnie de charbons ardents les baies concassées; puis on passe la bassinoire entre les draps.

Formule pour un vin diurétique de genièvre :

Azotate de potasse.	15 grammes.
Baies de genièvre concassées . . .	50 —
Vin blanc	1 bouteille.

On fait macérer pendant 12 heures au moins ; on filtre. Deux cuillerées à bouche, 2 ou 3 fois par jour.

Juniperus sabina, Conifères (la sabine, le savinier). Les parties usitées sont les sommités des rameaux. La sabine est une plante dangereuse qui peut entraîner la mort ; elle ne doit être employée qu'avec une extrême prudence.

I. *A l'intérieur*, en infusion :

1º La Sabine est le plus puissant et le plus certain des emménagogues. On doit éviter de l'employer lorsqu'il existe une inflammation de l'utérus, ou bien quand on a lieu de soupçonner une grossesse ;

2º Contre l'aménorrhée torpide des femmes chlorotiques.

Infusion pour l'usage interne : 1 à 5 grammes pour un litre d'eau.

II. *A l'extérieur*, la décoction de sabine s'emploie pour laver et nettoyer les ulcères chroniques et pour réprimer les bourgeons charnus.

Décoction ou infusion pour l'usage **externe** : 20 grammes pour un litre d'eau.

En cas d'empoisonnement par la sabine, il faut administrer l'opium.

L

Lactuca scariola ou **virosa**, Composées (la laitue scariole ou vireuse). Le suc retiré par incision des tiges des diverses laitues s'appelle *lactucarium* ou opium de laitue.

Le suc obtenu en exprimant les tiges et les feuilles de ces plantes préalablement broyées porte, après évaporation, le nom de *thridace*.

La thridace est inerte ; le lactucarium était réputé naguère comme pouvant remplacer l'opium, lorsqu'on veut obtenir une action sédative et un léger narcotisme. C'est particulièrement contre les coliques et la toux fatigante des bronchites ou des grippes intenses que le lactucarium était prescrit. Il a sur l'opium l'avantage de ne pas provoquer la constipation. Aujourd'hui, dit le Dr Rabuteau, pour sauver la réputation chancelante du sirop de lactucarium, on y ajoute du sirop d'opium.

Le sirop de lactucarium opiacé se prend à la dose de 1 à 5 cuillerées par jour.

Les feuilles de la laitue cultivée s'emploient en cataplasmes émollients sur les ulcères douloureux ou sur les plaies enflammées.

Lamium album, Labiées (le lamier blanc, l'ortie blanche). — L'ortie blanche n'est pas une ortie, c'est une labiée. La réputation populaire qu'avaient ses fleurs contre la leucorrhée est peu fondée.

Injections contre les flueurs blanches : 10 grammes pour un litre d'eau.

Lappa major, Composées (la grande bardane). — Les bardanes, grande et petite, ne jouissent d'aucune propriété médicinale, malgré l'engouement populaire. Les infusions de feuilles de bardane n'agissent comme sudorifiques que par l'eau chaude et l'eau-de-vie qu'on y ajoute.

Laserpitium latifolium, Ombellifères (le laser à larges feuilles). — Les racines passent pour toniques et excitantes.

Linum usitatissimum, Linées (le lin cultivé). — La partie usitée est la graine. On l'emploie :

I. *A l'intérieur*, en infusion :

1º Contre l'inflammation de l'estomac et de l'intestin;

2º Contre l'inflammation de la vessie et des voies urinaires.

Tisane par infusion : 20 à 50 grammes pour un litre d'eau.

On administre, à l'intérieur, les graines, soit entières, soit légèrement écrasées, comme *laxatif*, pour corriger la constipation.

Dose : 2 cuillerées par jour.

II. *A l'extérieur*, en décoction :

1º En lavements, contre la constipation ou les inflammations intestinales;

2º En gargarismes, contre les aphtes douloureuses;

3º En lotions, sur les plaies douloureuses; sur les dartres.

Décoction : 10 grammes pour un litre d'eau.

La farine s'emploie en cataplasmes émollients :

Farine de lin : 4 parties. Eau bouillante : 13 parties.

Linum catharticum, Linées (le lin purgatif). — Toute la plante est usitée. Elle est purgative.

Infusion : 15 grammes pour 120 grammes d'eau. A prendre en une fois.

Lonicera xylosteum, Caprifoliacées (le bois blanc). — Les baies passent pour purgatives.

Lychnis githago, Caryophyllées (la nielle des blés). — Les graines sont vénéneuses.

Lycopsis arvensis, Borraginées (le petit buglosse). — Mêmes propriétés que la bourrache.

M

Malva sylvestris, Malvacées (la mauve sauvage). — Les propriétés de la mauve sont celles de la guimauve. Voir *althea* ou guimauve.

Infusion des feuilles ou des fleurs pour l'usage interne : 10 grammes pour un litre d'eau.

Décoction des feuilles pour l'usage externe : 15 à 30 grammes pour un litre d'eau.

La décoction est employée en lavements, en fomentations, en lotions, en injections.

Marrubium vulgare, Labiées (le marrube blanc). — Le marrube posséderait, paraît-il, des vertus toniques, stimulantes, antispasmodiques.

Infusion : 8 à 16 grammes pour un litre d'eau.

Matricaria chamomilla, Composées (la matricaire camomille, la camomille commune). — Mêmes emplois que ceux de la camomille romaine. La matricaire inodore aurait, dit-on, les mêmes propriétés.

Melilotus officinalis, Légumineuses (le mélilot).
— Les parties usitées sont les sommités fleuries. L'action du mélilot est faiblement calmante et antispasmodique.

Infusion : 15 à 20 grammes pour un litre d'eau.

A l'extérieur, on emploie l'infusion en lotions contre l'inflammation des paupières.

Melissa officinalis, Labiées (la mélisse officinale, la citronnelle). — Les parties usitées sont les feuilles, lesquelles ont une agréable odeur de citron. La mélisse est un antispasmodique léger. On l'emploie :

A l'intérieur, en infusion :

1º Contre les défaillances, les syncopes, les vertiges;

2º Elle est stomachique et carminative;

3º Elle est aussi usitée comme vulnéraire.

Infusion : 10 grammes pour un litre d'eau.

L'Eau de mélisse des Carmes s'emploie à la dose de 1 à 3 cuillerées à café dans un peu d'eau sucrée, pour les mêmes emplois.

Melittis melissophyllum, Labiées (la mélisse des bois). — Très commune dans les bois des terrains calcaires, elle paraît jouir des mêmes propriétés, mais affaiblies, que la mélisse officinale. On l'a dit aussi emménagogue.

Mentha piperita, Labiées (la menthe poivrée).
— Les parties usitées sont les sommités fleuries. Les propriétés des autres menthes, entre autres, de la menthe pouliot, sont à peu près les mêmes. Les menthes sont connues sous le nom vulgaire de Baume sauvage.

I. *A l'intérieur*, en infusion :

1º La menthe est stomachique, carminative et stimulante; elle favorise la digestion;

2º Elle est utile dans les catarrhes des muqueuses;

3º Elle est utile dans les palpitations, les tremblements et les vomissements nerveux; dans les coliques utérines;

4º Elle est emménagogue;

5º On l'administre aux enfants qui sont tourmentés par les vers;

6°. On l'administre aux nourrices pour leur faire passer le lait.

Infusion : 10 à 15 grammes pour un litre d'eau.

II. *A l'extérieur*, on emploie la menthe fraîche en cataplasmes excitants sur les tumeurs indolentes, sur les engorgements laiteux, sur les ulcères atoniques.

L'essence de menthe anglaise, à la dose de 2 à 10 gouttes sur un morceau de sucre, calme les tiraillements d'estomac.

Mercurialis annua, Euphorbiacées (la mercuriale, la foirole). — La mercuriale mâle et la mercuriale femelle sont employées, dans leur totalité, feuilles et fleurs. Il ne faut employer que la plante fraîche, et rejeter celle qui est montée en graine ou qui commence à jaunir. Comme laxatif, la mercuriale ne s'emploie plus qu'en lavement :

Décocté : 20 grammes pour un litre d'eau.

Après l'ébullition, les feuilles de la mercuriale sont mangées en Allemagne, à la manière des épinards.

Les feuilles bouillies servent aussi à préparer des cataplasmes émollients.

N

Nasturtium officinale, Crucifères (le cresson de fontaine). — Le cresson est stimulant, apéritif, diurétique, antiscorbutique. Il convient aux diabétiques. On l'applique en cataplasmes sur les ulcères.

Nephrodium filix mas, Fougères (la fougère mâle). — L'extrait éthéré de fougère mâle s'emploie contre le tœnia ou ver solitaire, surtout contre un autre ver intestinal qu'on appelle le Bothriocéphale.

Le remède le plus énergique contre le tœnia est le kousso d'Abyssinie qu'on trouve chez tous les pharmaciens.

Nuphar luteum et **Nymphœa alba**, Nymphéacées (le nénuphar jaune, le nénuphar blanc). — On a longtemps attribué à ces deux plantes des propriétés anti-aphrodisiaques; c'était à tort.

O

Œnanthe phellandrium, Ombellifères (la phellandrie aquatique, le persil d'eau). — Les semences de cette plante rendraient, paraît-il, des services dans la phtisie pulmonaire. Elles se prennent en poudre, à la dose de 2 à 4 grammes, dans les 24 heures, par prises de 20 à 30 centigrammes, soit dans du pain azyme, soit dans un liquide, soit dans du miel.

Ononis campestris, Légumineuses (la bugrane, l'arrête-bœuf). — Toutes les parties de la plante, surtout les racines, sont usitées.

L'ononis est apéritif et diurétique ;. on l'emploie contre la gravelle, contre les inflammations des voies urinaires.

Infusion : 20 grammes pour un litre d'eau.

Origanum montanum, Labiées (l'origan, la marjolaine sauvage). — Les parties usitées sont les sommités fleuries.

I. *A l'intérieur*, en infusion, l'origan est un stimulant stomachique ; il est antispasmodique et emménagogue :

Infusion : 20 grammes pour un litre d'eau.

II. *A l'extérieur*, on s'en sert en cataplasmes, en lotions, en fomentations résolutives.

Oriza sativa, Graminées (le riz). — La tisane de riz : 20 grammes pour un litre d'eau, qu'on édulcore avec du sirop de coing, s'emploie contre la diarrhée.

La farine de riz délayée dans l'eau bouillante s'emploie en cataplasmes émollients qui ont l'avantage d'aigrir moins rapidement que les cataplasmes de farine de lin.

La farine de riz sèche s'emploie pour saupoudrer les inflammations cutanées.

P

Pœonia officinalis, Renonculacées (la pivoine). — Cette plante, très vantée par les anciens, semble dénuée de propriétés utiles. Elle est entièrement délaissée.

Papaver somniferum, Papavéracées (le pavot somnifère). — Les parties usitées sont les capsules ou têtes, les graines, les feuilles, les fleurs, l'opium.

A. Capsules ou têtes de pavot. — Recueillies à leur maturité complète, les têtes de pavot sont plus actives que celles qui sont récoltées à l'état vert; elles renferment, en effet, le double de principes actifs. On les emploie pour calmer les douleurs et procurer le sommeil.

Avant d'être soumises à l'action de l'eau bouillante, les têtes de pavot doivent être préalablement débarrassées de leurs graines. On les donne :

I. *A l'intérieur*, en infusion :

1º Contre les coliques et les irritations d'intestin; contre la diarrhée;

2º Contre le vomissement nerveux; contre la toux coquelucheuse.

Infusion (tête débarrassée des graines) : 10 grammes pour un litre d'eau.

II. *A l'extérieur*, en décoction :

1º En lavements, dans la dysenterie;

2º En injections, chez les femmes, dans les coliques utérines, dans le cancer de la matrice;

3º En lotions, sur les parties enflammées.

Décoction pour l'usage externe : 20 grammes pour un litre d'eau.

B. Graines. — Des graines on extrait une huile comestible connue sous le nom de huile d'œillette. L'huile d'œillette se prescrit en lavement, à la dose de 60 à 120 grammes, contre la constipation.

C. Feuilles. — Les feuilles sont narcotiques; elles font partie de l'onguent populéum et du baume tranquille.

D. Fleurs. — Les fleurs sont calmantes, narcotiques.

Le sirop Diacode (en grec *kôdia*, tête de pavot) était jadis préparé avec des têtes de pavot. Il se donne à la dose de 20 à 60 grammes par jour, en une ou plusieurs cuillerées, pour supprimer les douleurs ou provoquer le sommeil.

Papaver rhœas, Papavéracées (le coquelicot). — Les parties usitées sont les pétales des fleurs. Les pétales du coquelicot sont légèrement calmants et sudorifiques. On les emploie, en infusion :

1º Dans la coqueluche;

2º Dans les catarrhes pulmonaires;

3º Dans les angines.

Infusion : 5 à 10 grammes pour un litre d'eau.

Parietaria officinalis, Urticées (la pariétaire, le perce-muraille). — Les propriétés de cette plante sont à peu près nulles. On l'emploie en infusion dans les maladies des voies urinaires; elle est diurétique.

Infusion : 20 grammes pour un litre d'eau.

On l'emploie aussi en cataplasmes émollients.

Pervinca ou **vinea major**, Apocynées (la pervenche). — Les parties usitées sont les feuilles. On les récolte un peu avant la floraison. On emploie la pervenche :

I. *A l'intérieur*, en infusion :

1º Pour tarir le lait chez les nourrices;

2º Contre le crachement de sang.

Infusion : 8 à 15 grammes pour un litre d'eau.

II. *A l'extérieur*, en infusion ou en décoction :

1º En injections, contre la leucorrhée;

2º En gargarismes, contre l'angine;

3º En lotions, dans le pansement des plaies et des meurtrissures;

4º En cataplasmes, contre les engorgements laiteux des mamelles.

Décoction : 8 à 15 grammes pour un litre d'eau.

Petroselinum sativum, Ombellifères (le persil). — On applique le persil haché sur les contusions, sur les piqûres d'insectes.

Le suc de la plante, à la dose de 100 à 200 grammes par jour, est fébrifuge.

Du persil on extrait un liquide jaunâtre, l'Apiol, qui est un puissant emménagogue.

Peucedanum cervaria, Ombellifères (le peucédanum des cerfs). — Cette plante possède à peu près les mêmes propriétés que l'Angélique. Les emplois et les doses sont les mêmes.

Physalis alkekengi, Solanées (l'alkékenge, le coqueret). — Les parties usitées sont la tige, les feuilles et surtout les baies.

Les baies sont diurétiques; les feuilles, les tiges et les calices rouges sont des amers dépuratifs.

I. *A l'intérieur*, on emploie en nature les baies fraîches et mûres, l'infusion des baies et le suc des baies :

1º Contre la pierre et la gravelle;

2º Contre la jaunisse.

Baies fraîches et mûres ; on en mange de 6 à 20 grammes.

Infusion des baies : 15 à 60 grammes pour un litre d'eau.

Suc des baies : 30 à 50 grammes.

On emploie la poudre des baies et des calices comme fébrifuge, dans le cas des fièvres automnales.

Poudre des baies et des calices : 4 à 20 grammes.

II. *A l'extérieur*, les feuilles sont employées en cataplasmes et en lotions, comme émollientes et calmantes.

Décoction des feuilles pour lotions ou injections : 60 à 120 grammes pour un litre d'eau.

On récolte les baies quand elles sont mûres. Pour hâter leur dessiccation, on les sépare souvent du calice rouge ; on les fait sécher à l'air libre, d'abord ; puis, dans un four chauffé à 40º. Desséchées, elles ressemblent à de petites jujubes ridées. Elles sont aigrelettes, un peu amères et assez agréables.

Plantago major, Plantaginées (le plantain). — Les parties usitées sont les feuilles et les racines. Elles sont un peu amères et astringentes. Leur suc teint la salive en rouge. Elles peuvent rendre quelques services :

1º En décoction, dans la leucorrhée ;

2º En gargarisme, dans l'angine.

L'eau distillée des plantains, associée à celle de la

rose, est employée comme collyre dans l'inflammation des paupières.

Polygala amara, Polygalées (le polygala). — La partie usitée est la racine. L'infusion en est employée dans la bronchite ; elle est aussi emménagogue.

Infusion : 10 grammes pour un litre d'eau.

Polygonatum vulgare, Asparaginées (le sceau de Salomon). — On n'emploie guère que la racine. On la réduit en pulpe qu'on applique sur les plaies, les contusions et les panaris.

Polygonum bistorta, Polygonées (la renouée bistorte). — La partie usitée est le rhizome appelé vulgairement racine. On récolte la racine en décembre ; on la fait sécher au jour après l'avoir lavée et débarrassée de son chevelu. Le rhizome de la bistorte est peut-être le meilleur de nos astringents indigènes. On l'emploie :

I. *A l'intérieur*, en infusion, contre la diarrhée, la dysenterie.

Infusion pour l'usage interne : 8 grammes pour un litre d'eau.

II. *A l'extérieur*, en infusion :

1º En injections, contre la leucorrhée ;

2º En gargarismes, contre les maux de gorge, contre les aphtes, contre le scorbut, et pour tonifier les gencives et la bouche ;

3º En lavements, dans les fissures à l'anus ; contre la diarrhée et la dysenterie ;

4º En lotions ou en poudre, pour favoriser la cicatrisation des plaies.

Infusion pour l'usage externe : 30 à 60 grammes pour un litre d'eau.

Poudre : 4 à 12 grammes.

La décoction de la bistorte est très rouge.

Polygonum aviculare, Polygonées (la renouée des oiseaux, la porchaille, l'herbe aux porcs). — On emploie la plante entière. Ses propriétés sont à peu près les mêmes que celles de la bistorte.

Contre la diarrhée, on prend, à *l'intérieur*, une infusion : 50 grammes pour un litre d'eau.

Potentilla tormentilla, Rosacées (la tormentille). — La partie usitée est la racine. C'est un astringent aussi puissant que la bistorte. La racine se récolte pendant la belle saison; on enlève les tiges et les radicelles, et l'on fait sécher au soleil. On l'emploie :

I. *A l'intérieur*, en infusion, contre la diarrhée et la dysenterie chroniques.

Infusion : 20 grammes pour un litre d'eau.

II. *A l'extérieur*, en décoction :

1° En gargarismes, contre le ramollissement des gencives, contre les ulcérations de la bouche et de la gorge.

Décoction : 30 à 60 grammes pour un litre d'eau ;

2° En injections, contre la leucorrhée.

Décoction : 20 à 30 grammes pour un litre d'eau.

3° En lotions et en compresses, pour les contusions et les meurtrissures.

La poudre incorporée dans un jaune d'œuf a été proposée contre le panaris; on étend cet enduit sur la partie malade, et l'on recouvre le tout d'un cataplasme pour en empêcher la dessication.

Primula officinalis, Primulacées (la primevère, le coucou). — Les parties vertes sont comestibles et réputées antiscorbutiques.

Les fleurs sont utiles en infusion pour modérer les douleurs goutteuses, pour calmer l'irritation de la poitrine dans le rhume et le catarrhe bronchique. On met une bonne poignée de fleurs pour un litre d'eau.

Pulicaria dysenterica, Composées (la pulicaire, l'aunée antidysentérique, l'herbe de Saint-Roch). — Cette plante est aujourd'hui entièrement abandonnée.

Pulmonaria officinalis, Borraginées (la pulmonaire). — Plante aujourd'hui délaissée.

Q

Quercus robur, Cupulifères (le chêne rouvre). — Les parties usitées sont l'écorce, les glands, les feuilles.

A. Écorce. — L'écorce des jeunes branches est un des plus énergiques astringents. On l'emploie un peu à l'intérieur, beaucoup à l'extérieur. La décoction s'emploie :

I. *A l'intérieur*, contre la fièvre, en l'associant à la camomille et à la gentiane :

Décoction d'écorce : 10 à 30 grammes pour un litre d'eau.

L'usage prolongé de la décoction finit par fatiguer l'estomac.

II. *A l'extérieur*, la décoction s'emploie :

1° En lotions, pour modifier les plaies de mauvaise nature ;

2° En injections, contre la leucorrhée ;

3° En gargarismes, contre l'angine chronique et l'angine gangréneuse.

Décoction pour l'usage externe : 30 à 60 grammes pour un litre d'eau.

La poudre d'écorce (fleur de tan) sert à saupoudrer les plaies gangréneuses, fétides, de mauvaise nature.

B. Glands. — Torréfiés, moulus et infusés dans l'eau bouillante, les glands, surtout les glands doux d'Espagne, donnent une liqueur tonique, analogue au café, qui convient aux estomacs paresseux, ainsi qu'aux personnes irritables. On donne également ce café de glands aux enfants délicats et maladifs.

Infusion pour café de glands torréfiés et moulus : 30 à 60 grammes pour un litre d'eau.

C. Feuilles. — En infusant les feuilles du chêne dans du vin rouge et en additionnant de miel on a un gargarisme utile contre le relâchement des gencives et de la luette, dans l'angine chronique.

R

Ranunculus acris, Renonculacées (le bassin d'or). — Les feuilles du bassin d'or écrasées ou pilées sont employées comme rubéfiant ou vésicant. On les a employées également contre la gale. Toutes les renoncules sont plus ou moins vénéneuses ; il est prudent de ne pas s'en servir.

Rhamnus catharticus, Rhamnées (le nerprun). — Les parties usitées sont les fruits. On ne les fait pas sécher parce que la dessiccation leur fait perdre leurs propriétés. Les baies du nerprun constituent un purgatif très énergique qui a le défaut d'occasionner des coliques assez vives quand on l'administre en nature. On prévient cet inconvénient en donnant, immédiatement après lui, une tisane mucilagineuse et adoucissante ; par exemple, une tisane de guimauve.

Décoction : 4 à 12 grammes pour un quart de litre d'eau.

On n'emploie guère ce drastique que dans les hydropisies et les paralysies.

Rosa Gallica, Rosacées (la rose de Provins). — Les parties usitées sont les pétales. On les récolte en juin, alors que la fleur est encore en bouton ; car dans cet état les pétales paraissent plus actifs qu'après l'épanouissement. On les fait sécher au four ; puis, encore chauds, on les enferme dans des boîtes de bois qu'on a soin de placer dans un lieu sec.

Les pétales de la rose rouge, dite rose de Provins, sont amers, astringents et toniques. On les emploie :

I. *A l'intérieur, en infusion :*

1º Contre la diarrhée et la dysenterie chroniques;

2º Dans la phtisie pulmonaire.

Infusion pour l'usage interne : 10 grammes pour un litre d'eau

II. *A l'extérieur, en infusion :*

1º En injections, contre la leucorrhée ;

2º En lavements, contre la diarrhée ;

3º En gargarismes, contre les maux de gorge et les aphtes ;

4º En lotions, sur les ulcères atoniques ;

5º En collyre, contre l'inflammation des yeux.

Infusion pour l'usage externe : 15 à 60 grammes, pour un litre d'eau.

Pour les pansements, on se sert d'un vin de roses rouges ainsi préparé :

Roses de Provins. . . . .   60 grammes.
Alcool à 90°.   100   —
Vin rouge. . . . . , ...   1 litre.

Mettez en contact pendant dix jours; passez ou filtrez.

Rubus fruticosus, Rosàcées (la ronce). — Les parties usitées sont les feuilles; elles renferment du tannin. On les emploie :

I. *A l'intérieur*, contre la diarrhée.

Infusion : 10 grammes pour un litre d'eau.

II. *A l'extérieur*, en décoction :

1° En gargarismes, additionnés de miel rosat, contre les aphtes, contre les maux de gorge et l'inflammation des gencives;

2° En injections, contre la leucorrhée;

3° En lotions, sur les plaies, pour aider à la cicatrisation.

Décoction : 20 grammes pour un litre d'eau.

Rumex acutus, Polygonées (la patience). — La partie usitée est la racine. La racine fraîche vaut mieux que la racine sèche.

La racine de patience est un peu astringente; à forte dose, elle devient laxative.

Comme tonique, on la prescrit dans l'atonie des voies digestives, dans les fièvres intermittentes.

Comme dépuratif, on l'a vantée dans le traitement des maladies cutanées.

Sa pulpe fraîche est appliquée sur les ulcères de mauvaise nature.

Tisane par infusion : 20 à 30 grammes pour un litre d'eau.

Les autres *Rumex* ont les mêmes propriétés que le *Rumex acutus*.

Ruta graveolens, Rutacées (la rue odorante). — Cette plante est cultivée dans les jardins; elle est usitée tout entière. On doit la récolter avant l'épanouissement des fleurs. La dessication en est difficile, mais ne diminue en rien ses propriétés.

I. *A l'intérieur* :

1º La rue est un puissant emménagogue.

Tisane par infusion : 5 grammes pour un litre d'eau.

2º Elle paraît être également efficace contre la métrorrhagie ;

Tisane par infusion : 5 grammes pour un litre d'eau.

II. *A l'extérieur* :

1º En injections, contre l'ozène vulgairement appelé nez punais ;

2º En lotions, contre les poux ;

3º En lavements, contre les vers intestinaux.

Infusion pour l'usage externe : 20 grammes pour un litre d'eau.

4º En cataplasmes, sur les contusions.

L'huile dans laquelle on a fait digérer de la rue est employée avec succès dans le traitement de la gale.

Il faut user de cette plante précieuse avec beaucoup de prudence.

S

Salix alba, Salicinées (le saule blanc). On emploie l'écorce :

I. *A l'intérieur*, en décoction :

1º Comme tonique, dans les troubles digestifs, dans les états de langueur consécutifs aux maladies aiguës ;

2º Comme fébrifuge, dans les fièvres intermittentes ;

3º Comme vermifuge, contre les vers intestinaux. Décoction d'écorce : 60 grammes pour un litre d'eau, à prendre depuis 2 cuillerées jusqu'à une verrée chaque fois.

II. *A l'extérieur* : Comme astringent, sur les plaies et les contusions.

Salvia officinalis, Labiées (la sauge officinale). — Toute la plante est usitée. On l'emploie :

I. *A l'intérieur*, en infusion :

1º Comme tonique, dans l'atonie des voies digestives, contre la dyspepsie;

2º Contre la diarrhée des enfants à la mamelle;

3º Comme sudorifique, dans les affections provenant
du refroidissement de la peau;

4º Pour combattre les écoulements abondants de
lait qui affligent certaines nourrices après le
sevrage.

Tisane par infusion : 5 grammes pour un litre d'eau.

II. *A l'extérieur*, en lotions, pour favoriser la cicatrisation des plaies.

Infusion pour lotions : 50 grammes pour un litre
d'eau.

Sambucus nigra, Caprifoliacées (le sureau
noir). — Les parties usitées sont les fleurs, les baies,
l'écorce et les feuilles.

A. FLEURS. — *A l'intérieur*, en tisane par infusion;
fraîches, elles sont laxatives; sèches, elles sont sudorifiques.

Infusion : 4 grammes pour un litre d'eau.

II. *A l'extérieur*, l'infusion des fleurs s'emploie
contre les inflammations superficielles de la peau,
contre les furoncles.

Infusion pour l'usage externe : 10 à 15 grammes
pour un litre d'eau.

B. BAIES. — Le suc des baies exprimé, mais non
fermenté, forme ce qu'on appelle un rob; on l'additionne de sucre, et on le concentre par l'évaporation.
Le rob des baies du sureau est :

1º Sudorifique, à la dose de 4 à 8 grammes;

2º Purgatif, à la dose de 10 à 16 grammes.

C. ÉCORCE. — L'écorce moyenne est un drastique,
c'est-à-dire un purgatif violent.

Décoction de l'écorce : 20 à 30 grammes pour un
demi-litre d'eau.

D. FEUILLES. — I. *A l'intérieur*, l'infusion des feuilles
est usitée comme purgatif.

II. *A l'extérieur*, leur emploi paraît avantageux
contre les brûlures.

Le *Sambucus ebulus* ou Hièble passe pour avoir les mêmes propriétés que le sureau noir, mais plus énergiques.

Sanguisorba officinalis, Rosacées (la grande pimprenelle). — Très usitée autrefois comme vulnéraire, aujourd'hui délaissée.

Sanicula europœa, Ombellifères (la sanicle européenne). — Plante autrefois très vantée, aujourd'hui délaissée. Elle est amère, astringente ; on pourrait employer la décoction des feuilles en injections contre la leucorrhée.

Saponaria officinalis, Caryophyllées (la saponaire, la savonnière). — Les parties usitées sont les feuilles et la racine. Autrefois très en faveur, la saponaire ne sert plus guère que de véhicule à certains médicaments chimiques. On la regarde comme étant légèrement sudorifique et dépurative.

Infusion des feuilles ou des racines : 10 à 30 grammes pour un litre d'eau.

La décoction des feuilles et de la racine donne une émulsion qui mousse et nettoie comme l'eau de savon.

Sarothamnus scoparius, Légumineuses, (le genêt à balai, le balai). — On a préconisé dans les hydropisies les fleurs et les graines du genêt à balai :

Infusion des fleurs : 15 à 30 grammes pour un litre d'eau. On prend deux cuillerées à bouche toutes les heures.

Les graines se prennent à la dose de 4 grammes, dans du vin blanc, tous les deux jours.

Dans ces dernières années, on a extrait du genêt à balai un principe actif, la *spartéine*, qui est un excellent régulateur du cœur.

Potion pour régulariser les mouvements du cœur.

Sulfate de spartéine.	0,30 centig.
Sirop de tolu	30 grammes.
Eau distillée de Tilleul	70 —

On prend **2** à 3 cuillerées à bouche par jour.

Satureia hortensis, Labiées (la sarriette des jardins). — Cette plante aromatique, d'une saveur amère, a les mêmes propriétés que la menthe ou la sauge. Voir *Menthe* ou *Sauge*, les emplois et les doses.

Scabiosa succisa, Dipsacées (la scabieuse succisa, le mors du diable). Cette plante est un peu amère, astringente. On l'emploie :

I. *A l'intérieur*, comme dépuratif et sudorifique :

Infusion : 20 grammes pour un litre d'eau.

II. *A l'extérieur*. 1° En injections, contre la leucorrhée ;

2° En applications topiques, sur les ulcères atoniques.

Les autres scabieuses ont les mêmes propriétés, mais encore plus faibles.

Scilla maritima, Liliacées (la scille maritime). — La partie usitée est le bulbe. On le recueille en automne. Les squames extérieures sont rejetées, ainsi que les squames intérieures ; on n'emploie que les squames moyennes. On les détache, on les coupe en tranches minces, on les fait sécher au soleil. L'opération doit être menée rapidement. Les squames sèches sont renfermées dans des boîtes.

La scille est l'un des plus puissants diurétiques que l'on connaisse. On l'emploie surtout sous forme de teinture. Voici comment se fait cette teinture :

> Squames de scille . . . . 100 grammes.
> Eau-de-vie 500   —

On fait macérer pendant 10 jours, on exprime ; puis on filtre.

La dose à prendre est de 20 à 30 gouttes, ou de 1 à 5 grammes.

La teinture de scille s'emploie :

I. *A l'intérieur* :

1° Comme diurétique, contre les hydropisies ;

2° Comme expectorant, dans les bronchites et les catarrhes chroniques à la fin des pneumonies.

II. *A l'extérieur*, on emploie la teinture en frictions, en fomentations, sur les parties affectées d'infiltrations cellulaires.

La poudre de scille est un poison pour les chats, les rats, les souris.

L'une des préparations scillitiques le plus employées est le *Vin diurétique amer de la Charité*. Ce vin s'administre à la dose de 20 à 60 grammes par jour, en 2 ou 3 fois.

Autre formule de vin scillitique :

> Teinture scillitique. . . . . 10 grammes.
> Vin blanc. . . . . 1 litre.

On prend 50 à 150 grammes en un jour, en 2 ou 3 fois.

En Bourgogne, on n'a que le *Scilla autumnalis* et le *Scilla bifolia*. Il n'y a pas trace d'études faites sur ces deux plantes. Il est possible qu'elles jouissent des mêmes propriétés que la *Scille maritime*, mais très affaiblies. On pourrait faire quelques essais gradués avec précaution.

Sedum acre, Crassulacées (l'orpin, le pain d'oiseau). — Plante dangereuse, aujourd'hui abandonnée. Il en est de même de la Joubarbe.

Sinapis alba, Crucifères (la moutarde blanche). — Les graines sont usitées contre la constipation. Pendant plusieurs jours, on ingère une demi-cuillerée de graines, à chaque repas. L'usage n'en doit pas être prolongé continuellement, car il pourrait survenir une grave inflammation du tube digestif.

Sinapis nigra, Crucifères (la moutarde noire). — La farine est employée à l'extérieur, en sinapismes :

1º Sur les points pleurodyniques (rhumatismes des muscles du tronc, vulgairement connus sous le nom de points de côté) ; sur les muscles quelconques rhumatisés ;

2º Aux jambes, aux cuisses, dans les cas de congestion à la tête.

Quand il y a des varices ou des irritations dartreuses de la surface cutanée, on ne doit pas appliquer le sinapisme.

Quand la moutarde est directement appliquée sur la peau, il ne faut pas que le contact soit longtemps prolongé. Un sinapisme doit rester en place 15 minutes au plus.

L'emploi de la moutarde comme assaisonnement des mets amène, par le simple usage quelquefois, toujours par l'abus, une inflammation gastro-intestinale, laquelle se traduit, souvent le matin, par des spasmes d'estomac et des envies de vomir. Il faut alors supprimer l'usage de la moutarde. Du reste, plus on se passe de moutarde, mieux cela vaut pour l'estomac.

Farine de moutarde : 125 grammes pour un sinapisme ou un bain de pieds.

Il est bon que l'eau qu'on ajoute à la farine ait une température de 25° à 40° centigrades. Mais au-dessus de 75°, l'effet du sinapisme est annulé.

De même, il est bon d'ajouter un peu de vinaigre au bain de pieds, mais beaucoup de vinaigre annule presque tout l'effet.

Sisymbrium alliaria, Crucifères (l'alliaire, la julienne). — La racine et les feuilles ont une odeur d'ail lorsqu'on les froisse. L'infusion est stimulante, diurétique, antiscorbutique, vermifuge.

Infusion : 20 grammes pour 1 litre d'eau.

Sisymbrium officinale, Crucifères (l'herbe aux chantres, le vélar). — L'infusion de cette plante est un remède populaire contre la toux, l'enrouement, le scorbut.

Infusion : 10 grammes pour un litre d'eau.

Sisymbrium sophia, Crucifères (la science des chirurgiens). — On l'applique en cataplasmes sur les plaies.

Solanum dulcamara, Solanées (la douce amère). — La partie usitée est la tige. Les baies ne sont pas vénéneuses. On employait autrefois l'infusion comme dépurative dans les douleurs rhumatismales et goutteuses, dans l'eczéma. Mais l'effet médicinal est regardé aujourd'hui comme à peu près nul.

Infusion : 20 grammes de tige pour un litre d'eau.

Solanum nigrum, Solanées (la morelle noire).
— Toute la plante est usitée ; mais la cuisson lui fait perdre ses propriétés médicinales. Les feuilles cuites sont mangées aux Antilles. La morelle noire ne s'emploie qu'à l'extérieur. Sa décoction, 50 grammes pour un litre d'eau, est calmante. On l'emploie :

1° En lotions, sur les parties enflammées ou douloureuses ;

2° En lavements, dans les inflammations intestinales ;

3° En injections, chez les femmes, en cas d'inflammation des organes.

La plante écrasée sert aussi à faire des cataplasmes adoucissants.

Solidago virga aurea, Composées (la verge d'or). — Cette plante est amère et astringente. On peut donc la considérer comme tonique et vulnéraire. C'est surtout en qualité de vulnéraire qu'elle était jadis recommandée ; on se servait de sa décoction pour lotionner les contusions et les plaies de mauvais caractère.

Spiroea ulmaria, Rosacées (la spirée ulmaire, la reine des prés). — Les parties usitées sont les fleurs et les feuilles. Les feuilles sont astringentes ; les fleurs, stimulantes et sudorifiques.

A. Feuilles. — On emploie l'infusion des feuilles contre la diarrhée chronique :

Infusion des feuilles : 4 à 8 grammes pour un litre d'eau.

B. Fleurs. — On emploie l'infusion des fleurs comme diurétique, sudorifique.

Infusion des fleurs : 10 à 30 grammes pour un litre d'eau.

Stachys sylvatica, Labiées (l'ortie puante des bois). — Cette plante passe pour emménagogue.

Symphytum officinale, Borraginées (la consoude officinale, la grande consoude). — La partie usitée est la racine. On la récolte en hiver. Pour la dessécher et la conserver, on la coupe en tranches longitudinales.

I. *A l'intérieur*, la racine de consoude rend des services :

1º Dans la dysenterie;

2º Dans les hémorrhagies utérines.

Décoction : 15 à 60 grammes pour un litre d'eau.

II. *A l'extérieur*, la pulpe, appliquée sur les brûlures, produit un rapide soulagement.

La pulpe guérit également les gerçures du sein. On peut dans ce cas creuser la racine en forme de dé à coudre, puis introduire le mamelon dans la cavité intérieure; on apaise ainsi la douleur, et l'on hâte la cicatrisation.

T

Tamus communis, Dioscorées (le tamier, l'herbe aux femmes battues). -- Les fruits du tamier, semblables à des cerises, sont vénéneux. La pulpe de la racine râpée est employée en cataplasme sur les contusions.

Tanacetum vulgare, Composées (la tanaisie, la barbotine). — A la campagne, la tanaisie est, par beaucoup de personnes, faussement appelée absinthe. Les parties usitées sont les feuilles et les sommités fleuries. On emploie la tanaisie :

I. *A l'intérieur,* en infusion : 1º Pour stimuler l'appétit, tonifier l'estomac et le tube digestif;

2º Comme emménagogue;

3º Comme vermifuge;

Infusion pour l'usage interne : 5 à 10 grammes pour un litre d'eau.

II. *A l'extérieur*, en infusion : 1º En lavements, contre les vers intestinaux;

2º En injections, contre la leucorrhée;

Infusion pour l'usage externe : 5 à 10 grammes pour un litre d'eau.

Les feuilles s'emploient aussi en cataplasmes :

1º Sur le ventre, pour expulser les vers intestinaux;

2º Sur les entorses, les contusions, les engorgements lymphatiques;

3º Sur les ulcères atoniques.

La teinture de tanaisie s'étend sur les muscles rhumatisés pour apaiser les douleurs. La teinture se prépare en faisant macérer 100 grammes de tanaisie dans un litre d'eau-de-vie.

Le suc de la tanaisie s'emploie contre les gerçures des mains.

Répandue dans les objets de literie, la tanaisie éloignerait, dit-on, les puces et les punaises.

Teucrium chamœdrys, Labiées (la germandrée petit chêne). — La plante fleurie est usitée tout entière. Amère, aromatique, elle est un peu fébrifuge. On l'emploie *à l'intérieur*, en infusion :

1º Contre la bronchite chronique , contre les catarrhes muqueux;

2º Contre la tendance au dévoiement;

3º Pour relever les fonctions digestives affaiblies par une cause maladive quelconque.

Infusion : 10 à 20 grammes pour un litre d'eau.

Teucrium scordium, Labiées (la germandrée aquatique). — La plante fleurie est usitée. Elle est tonique et stimulante à la façon des autres labiées. On l'emploie :

I. *A l'intérieur*, en infusion :

1º Contre la faiblesse générale, contre l'atonie digestive ;

2º Comme diurétique, antiscorbutique et vermifuge.

Infusion : 20 grammes pour un litre d'eau.

II *A l'extérieur*, on l'emploie en lotions, en cataplasmes, en poudre, sur les ulcères sanieux.

Infusion pour lotions : 60 grammes pour un litre d'eau.

Thymus vulgaris, Labiées (le thym). — Toute la plante est usitée. On l'emploie :

I. *A l'intérieur*, en infusion :

1º Pour stimuler l'appareil digestif;

2º Contre les catarrhes chroniques;

3º Contre l'aménorrhée.

Infusion : 5 à 15 grammes pour un litre d'eau.

II. *A l'extérieur*, en décoction :

1° En injections, contre la leucorrhée ;

2° En lotions , contre la gale et pour panser les ulcères atoniques.

Décoction : 30 à 100 grammes pour un litre d'eau ou un litre de vin.

L'huile volatile de thym s'emploie pour calmer les douleurs de dents ; on imbibe d'une ou deux gouttes d'huile de thym une boulette de coton qu'on introduit dans la dent cariée.

Tilia europœa, Tiliacées (le tilleul). — Les parties usitées sont les fleurs qu'on débarrasse des pédoncules et des bractées. L'infusion de tilleul est calmante, un peu sudorifique, antispasmodique. On l'emploie :

I. *A l'intérieur* :

1° Contre la migraine ;

2° Contre le spasme et l'hystérie ;

3° Contre les refroidissements, au début des fièvres intermittentes ;

4° Après dîner, pour faciliter la digestion ; on peut l'additionner d'eau de fleurs d'oranger. L'infusion de tilleul remplace très bien le thé.

Infusion : 10 grammes pour un litre d'eau.

II. *A l'extérieur*. — On l'emploie dans les bains pour calmer les excitations nerveuses.

Infusion pour bain : 500 grammes pour quantité d'eau suffisante.

Triticum repens, Graminées (le chiendent). — La partie usitée est la racine. Le chiendent passe pour être délayant, rafraîchissant. On l'emploie, *à l'intérieur*, en décoction :

1° Dans les maladies du foie, jaunisse, calculs biliaires ;

2° Contre les coliques néphrétiques et l'inflammation de la vessie.

Décoction : 20 à 30 grammes pour un litre d'eau, qu'on additionne ordinairement de miel.

Associée à la réglisse, la décoction de chiendent constitue la tisane commune des hôpitaux.

Tussilago farfara, Composées (le tussilage, le pas d'âne). — Les parties usitées sont les fleurs et les feuilles.

A. FLEURS. — Les fleurs sont employées, *à l'intérieur*, en infusion, contre la toux; contre les rhumes et les catarrhes bronchiques.

Infusion des fleurs : 10 grammes pour un litre d'eau.

B. FEUILLES. — Les feuilles pilées s'emploient, *à l'extérieur*, en cataplasmes pour faire mûrir les inflammations.

Les fleuilles sèches peuvent se fumer à la façon du tabac pour combattre la toux et l'asthme.

Le suc des feuilles a été aussi proposé, *à l'intérieur*, pour calmer la toux.

V

Vaccinium myrtillus, Vacciniées (l'airelle, le myrtille, le pouriot). — Les baies, d'une saveur acidule très agréable, sont légèrement astringentes. Ingérées en quantité *modérée*, elles sont anti diarrhéiques.

On peut faire une teinture de baies d'airelle :

Baies fraîches écrasées . . . . 100 grammes.
Eau-de-vie. . . . . 1 bouteille.

On procède comme pour faire du cassis. On prend de cette teinture 1 verre à liqueur, chaque jour, à la fin du repas.

L'abus des baies d'airelle, peut à l'inverse, déterminer la diarrhée.

Valeriana officinalis, Valérianées (la valériane officinale). — La partie usitée est la racine. La valériane s'emploie contre l'hystérie et contre tous les états nerveux qui résultent d'une débilité générale, états nerveux connus sous les noms de *vapeurs, maux de nerfs*.

Tisane par infusion ou par macération : 10 gram

mes pour un litre d'eau. La valériane est sans effet contre l'épilepsie.

La mâche ou doucette, dont les feuilles se mangent en salade, est une valérianée.

Verbascum thapsus, Verbascées (la molène, le bouillon blanc). — Les parties usitées sont les fleurs et les feuilles.

A. FLEURS. — Les fleurs se prennent, *à l'intérieur*, en infusion;

1º Contre les rhumes;

2º Contre les tranchées;

3º Contre la difficulté d'uriner.

On doit passer l'infusion avant de l'avaler, sinon les poils rudes qui couvrent les filets des étamines provoqueraient la toux.

Infusion des fleurs : 10 à 30 grammes pour un litre d'eau.

B. FEUILLES. — Les feuilles s'emploient, *à l'exté-rieur*, en décoction :

1º En lavements, pour calmer les épreintes de la diarrhée et de la dysenterie;

2º En fomentations, contre les brûlures et le pru-rit dartreux.

Décoction des feuilles : 30 à 60 grammes pour un litre d'eau.

Bouillies dans du lait, les feuilles s'appliquent en cataplasmes sur les furoncles, les panaris.

Tout le monde sait que les mendiants se font des plaies pour exciter la charité publique. En écrasant les feuilles du bouillon blanc et en les appliquant sur ces plaies factices, les mendiants les guérissent faci-lement.

Les autres *Verbascum* ont les mêmes propriétés que le *Verbascum thapsus*.

Veronica beccabunga, Scrofularinées (le cres-son de cheval). — Plante autrefois vantée, aujour-d'hui à peu près délaissée. On l'emploie comme antiscorbutique, rafraîchissante et dépurative en l'associant au cresson, au pissenlit, à la chicorée sau-vage.

Veronica officinalis, Scrofularinées (la véronique mâle, le thé d'Europe). — Les parties usitées sont les sommités fleuries. La véronique est amère, excitante et stimulante; elle augmente la sécrétion urinaire et facilite l'expectoration. On l'emploie dans les affections de poitrine, bronchites, catarrhes pulmonaires chroniques.

Infusion : 15 à 30 grammes pour un litre d'eau.

La véronique officinale est à peu près délaissée.

Viola tricolor, Violariées (la pensée sauvage). — On emploie la plante fleurie ou les fleurs séparées. La pensée sauvage est réputée antiscrofuleuse et anti-herpétique. On l'emploie, *à l'intérieur*, en décoction :

1° Dans les croûtes de lait ou gourmes des enfants;

2° Dans les affections rhumatismales.

Sous son influence, l'urine acquiert une odeur fétide qui rappelle celle du chat.

Infusion ou décoction : 10 grammes pour un litre d'eau.

Plante douée de propriétés très faibles.

Viola odorata, Violariées (la violette odorante). — Les parties usitées sont les fleurs et la racine.

A. FLEURS. — Les fleurs de la violette constituent un remède populaire journellement employé contre la toux. L'infusion en est émolliente, sudorifique; elle est entrée dans le traitement de toutes les maladies inflammatoires, notamment des fièvres éruptives.

Infusion : 10 grammes pour un litre d'eau.

B. RACINE. — La racine de la violette odorante est vomitive et purgative; elle est regardée comme le meilleur succédané de l'ipécacuanha.

La poudre de racine se prend à la dose de 2 à 4 grammes.

Vitis vinifera, Ampélidées (la vigne). — Comme médicaments, on emploie les feuilles, les pleurs, les raisins, les vins, l'alcool.

A. FEUILLES. — Les feuilles étant astringentes sont employées, *à l'extérieur* en décoction :

1° En lavements, contre la diarrhée chronique;

2º En injections, contre l'épistaxis ou saignement de nez.

Le suc des feuilles serait préférable à la décoction, même concentrée.

B. PLEURS — Les pleurs qui s'écoulent lorsqu'on taille la vigne rendent des services dans les maux d'yeux.

C. RAISINS. — La cure des raisins consiste à se nourrir, pendant deux ou trois semaines, de raisins mangés sur pied; cette cure produit d'excellents effets dans les obstructions intestinales, dans l'hydropisie, dans le scorbut.

Les raisins secs, en décoction, sont utiles contre la toux; ils sont émollients.

D. VINS. — 1º Les vins blancs sont diurétiques et stimulants;

2º Les vins rouges sont toniques et astringents;

3º Les vins de liqueur sont toniques et stimulants.

E. ALCOOL. — L'alcool camphré est excellent pour les plaies, les entorses.

VI

EMPOISONNEMENTS ET CONTREPOISONS

MÉTHODE GÉNÉRALE A SUIVRE

Lorsque l'empoisonnement vient d'avoir lieu, la première chose à faire est d'exciter les vomissements afin d'expulser de l'estomac le plus de poison possible. Ensuite on prend le contre poison qui convient à la nature du poison absorbé.

On peut considérer comme contre poisons conve-
nant à tous les empoisonnements les deux substances
suivantes : 1o *le lait; 2° l'eau albumineuse.*

L'eau albumineuse se prépare en délayant dans un
litre d'eau 4 blancs d'œuf; on y ajoute 10 grammes
d'eau de fleurs d'oranger.

Ces deux contre poisons sont faciles à administrer;
ils peuvent rendre les plus grands services en atten-
dant l'arrivée du médecin, ou lorsqu'on ignore la
nature du poison ingéré.

Les trois empoisonnements les plus fréquents à la
campagne sont l'empoisonnement par les allumettes
chimiques, l'empoisonnement par les champignons
vénéneux et l'empoisonnement par les sels de cuivre,
sulfate de cuivre ou vert de gris.

I. EMPOISONNEMENT PAR LES ALLUMETTES CHIMIQUES

On donnera, selon l'ordre suivant :

1° Emétique à haute dose : 10 à 20 centigrammes
dans un demi-litre d'eau;

2° Eau albumineuse, tenant de la magnésie en sus-
pension;

3 Lait.

Il ne faut jamais administrer d'huile.

II EMPOISONNEMENT PAR LES CHAMPIGNONS

On donnera, selon l'ordre suivant :

1° Emétique: 10 centigrammes dans un demi-litre
d'eau.

2° Eméto-cathartique ainsi composé : 5 centigrammes d'émétique mêlés à 30 grammes de sulfate
de soude, dissous dans 300 grammes d'eau;

3° Plus tard, infusion de café, frictions sèches,
pour empêcher l'assoupissement.

Il faut éviter l'eau vinaigrée et les boissons *avant*
l'évacuation par le haut et par le bas.

Il résulte de là que chacun, à la campagne, devrait

avoir en réserve une petite provision d'émétique, d'éméto-cathartique et de magnésie, qu'on ferait préparer par le pharmacien de la ville. Rien de plus facile que d'avoir cinq ou six cachets d'émétique de $0^{gr},10$ centigrammes chacun, et une potion toute prête d'éméto-cathartique. Pour une somme de 1 fr. 50 environ, on serait à même de sauver la vie aux personnes qui nous sont le plus chères.

La dose d'émétique de 10 à 15 centigrammes se prend d'ordinaire en trois verres d'eau pure, à une demi-heure d'intervalle l'un de l'autre. Si après le second verre il survient trois ou quatre vomissements, on ne fait pas prendre le troisième verre.

III. EMPOISONNEMENT PAR LES SELS DE CUIVRE

Voici la marche à suivre :

1º Faire vomir; dose d'émétique : 10 à 20 centigrammes;

2º Eau albumineuse en abondance;

3º Boissons émollientes, guimauve, etc.;

4º Lavements avec décoction de pavot.

Si l'empoisonnement a lieu à l'époque des vendanges, on ajoutera au traitement précédent ce qui suit : manger le plus de raisins possible.

A ces trois empoisonnements on peut en joindre un quatrième, très rare dans les campagnes, mais fréquent dans les villes, c'est l'empoisonnement par l'opium sous toutes ses formes, laudanum, morphine, décoction de pavots, etc.

IV. EMPOISONNEMENT PAR L'OPIUM

Comme la mort arrive par la somnolence, c'est le sommeil qu'il faut combattre énergiquement. Voici la marche à suivre :

1º Faire vomir; émétique à haute dose : 10 à 20 centigrammes dans un verre d'eau;

2º Administrer infusion de café noir, de 5 à 10 tasses;

3° Faire des frictions sèches, pour empêcher l'assoupissement.

Bref, employer tous les moyens propres à arracher le malade à la tendance au sommeil.

VII

SOINS A PRENDRE POUR SE PRÉSERVER DE LA CONTAGION DE CERTAINES MALADIES

I. Fièvre typhoïde

La fièvre typhoïde est due à un végétal microscopique, en forme de bâtonnet. Comme bâtonnet en latin se dit *bacillus*, et en grec *bactérion*, on appelle ce végétal *bacille* ou *bactérie d'Eberth*, du nom du physiologiste qui l'a découvert. C'est ce bacille qui, immergé dans l'eau qu'on boit, donne la fièvre typhoïde. La période d'incubation de la fièvre typhoïde est de 17 à 18 jours, c'est-à-dire que la fièvre typhoïde se déclare 17 à 18 jours après qu'on a eu ingéré l'eau contenant le bacille d'Eberth. Il suit de là que, pour se préserver de la fièvre typhoïde, il faut tuer dans l'eau le bacille d'Eberth. Voici un procédé bien simple :

Lorsqu'une eau est devenue suspecte, *faites la bouillir* avant de la boire.

Lorsqu'on a un malade atteint de la fièvre typhoïde, voici les soins à prendre pour empêcher la contagion :

1° Comme le bacille se trouve dans les déjections du malade, *arrosez* les déjections avec une solution de sulfate de cuivre, *bouillante* s'il est possible;

2° Puis ayez soin de verser ces déjections dans des endroits qui soient *en contrebas* des puits du village; de cette façon les eaux pluviales ne pourront pas amener dans les puits les bacilles qui n'auraient pas été tués par le sulfate de cuivre.

Dans les creux où seront enfouies les déjections, il sera bon d'étendre une couche de cristaux de sulfate de cuivre.

II. Phtisie pulmonaire ou tuberculose du poumon.

Le bacille qui produit la tuberculose du poumon a été découvert par le docteur *Koch;* aussi l'appelle-t-on le bacille de Koch. Ce bacille se trouve dans *les crachats* des phtisiques.

Pour le tuer, il faut recevoir les crachats des phtisiques dans des vases contenant du sulfate de cuivre en solution concentrée.

Comme la toux des malades répand sur les draps, sur les linges, une multitude de petits globules humides qui contiennent le bacille, il faut avoir soin, quand le moment du lavage est venu, de plonger dans l'*eau bouillante* ces draps et ces linges et de les y faire *séjourner* quelque temps en pleine ébullition.

Avant de balayer la chambre d'un phtisique, il faut l'arroser; puis, la poussière provenant du balayage doit être brûlée ou calcinée.

Les meubles doivent être essuyés avec un linge *humide;* puis ce linge doit être plongé dans l'eau bouillante.

Il ne faut point laisser *sécher* le linge maculé par les déjections des tuberculeux, mais le tremper dans l'eau bouillante et l'y faire séjourner quelque temps; ou bien on le brûle.

Ne buvez jamais du lait de vache cru; il faut préalablement le faire bouillir. Voici pourquoi : Les vaches deviennent très facilement tuberculeuses. Durant la première année de l'infection, elles donnent généralement une grande abondance de lait, de sorte qu'on méconnaît abolument la maladie qui les a atteintes. De là vient que nombre de personnes, surtout d'enfants, ont pris la tuberculose sans que rien dans la famille ni dans l'entourage pût expliquer cet empoisonnement. Cet empoisonnement venait du lait de vache bu sans avoir été bouilli.

Les fromages de vache provenant d'un lait tuberculeux peuvent donner la tuberculose.

La chèvre ne prend pas la tuberculose; son lait ingéré cru n'offre *aucun danger*. Il en est de même du fromage de chèvre.

La viande des animaux tuberculeux est dangereuse; si elle n'est pas très cuite dans toutes ses parties, elle communique la tuberculose.

La mère phtisique *ne doit pas nourrir* son enfant; elle lui communiquerait l'infection.

Il est dangereux d'embrasser les personnes atteintes de toux phtisique, car on peut absorber quelques-uns des bacilles que renferment les particules humides fixées ou séchées sur les joues des malades.

Même précaution à prendre à l'égard des enfants atteints de coqueluche. La mère qui embrassera son enfant coquelucheux aura soin préalablement de lui essuyer les joues avec un linge humide.

Une femme enceinte qui prend la coqueluche a les plus grandes chances de faire une fausse couche.

III. IMPÉTIGO DE LA FIGURE, APPELÉ VULGAIREMENT GOURME OU GURIE.

La gurie est due à un végétal; elle est contagieuse surtout chez les enfants parce que leur peau est fine et tendre. Il n'est pas rare qu'un enfant atteint de gurie propage le mal à tous ses camarades d'école. Quant au préjugé populaire qui veut que la gurie ait une influence salutaire sur la santé des enfants, ce préjugé est absurde et funeste.

Premier mode de traitement. — Il faut d'abord faire

tomber les croûtes avec des cataplasmes de fécule de pommes de terre et des lotions de feuilles de noyer.

Ensuite, quand les croûtes sont tombées, on saupoudre les parties malades avec un mélange à parties égales de sous-nitrate de bismuth et d'amidon.

Second mode de traitement. — Dans les cas intenses, on graisse les parties atteintes, matin et soir, avec une pommade ainsi composée :

    Précipité jaune. . . . .   0,30 centig.
    Vaseline. . . . .   30 grammes.

Ou bien avec un glycérolé d'amidon cadique faible, ainsi composé :

    Huile de cade . . . . , .   7ᵍʳ,50 centig.
    Glycérolé d'amidon. . . . .   30 grammes.

Moyen facile d'enrayer le mal dès le début. — Si, dès l'apparition d'une première croûte, on enduisait celle-ci de fleur de soufre unie à un peu de graisse, cette onction suffirait la plupart du temps à faire avorter le mal.

Comme la gurie est malheureusement fréquente dans les villages, il serait bon que les mères de famille eussent, par précaution, chez elles, un petit pot de pommade au précipité jaune et à la vaseline. La vaseline ne rancit pas. Le tout ne leur coûterait pas 0 fr. 50. A la première apparition d'une croûte chez leur enfant, elles enduiraient celle-ci d'un peu de la pommade préservatrice. A défaut de cette dernière, elles peuvent toujours avoir recours à la pommade à fleur de soufre.

VIII

MORSURES DIVERSES

I. Morsure des chiens enragés.

Il faut laver la plaie, la cautériser au fer rouge, puis se rendre sans délai à Paris, à l'Institut Pasteur, rue Dutot, n° 25.

Jusqu'à présent on ne connaît pas de plantes ni de sels chimiques qui guérissent la rage. Les sorciers de village n'ont jamais guéri les personnes mordues qui avaient reçu dans la plaie le virus rabique. Leur mystérieux traitement n'a réussi que chez les personnes dont la blessure n'avait pas reçu de virus. Voici, en effet, ce qui arrive souvent :

Premier cas. — Si le chien enragé a mordu peu auparavant deux ou trois animaux, la quantité de virus que contenait la salive est épuisée; la nouvelle morsure que fait le chien n'est plus qu'une simple blessure : il n'y aura pas d'infection rabique.

Second cas. — Il peut se faire que les dents du chien aient eu à traverser un pantalon épais, un caleçon. Alors les dents essuient leur salive sur les vêtements; pénétrant sèches dans la chair, elles n'y déposent aucun atome de virus infectant.

Dans ces deux cas, les personnes mordues n'ayant pas reçu de virus ne peuvent prendre la rage. Ce sont celles-là, celles-là seulement, que sauvent les sorciers de village. Autrement dit, les sorciers villageois ne guérissent de la rage que les personnes qui ne sont pas enragées.

Lorsque les morsures sont aux jambes, la durée ordinaire de l'incubation rabique est de 50 à 60 jours, c'est-à-dire que la rage éclate 50 ou 60 jours après la morsure.

Lorsque les morsures sont aux mains et aux bras, la durée moyenne de l'incubation est un peu moindre.

Lorsque les morsures sont à la tête, la durée de l'incubation est bien plus courte; la rage éclate aux environs du trentième jour.

Lorsqu'un homme a été mordu par un chien enragé, il faut qu'il ait sans cesse à l'esprit ceci : C'est que plus il tarde à se rendre à Paris, à l'Institut Pasteur, plus les chances de mort s'accroissent pour lui. Passé même une vingtaine de jours, surtout si la morsure est à la tête, l'homme mordu est à peu près sûrement voué au trépas.

Les soins donnés à l'Institut Pasteur sont gratuits.

II. Morsure des vipères.

1. *Traitement local.* — Voici la marche à suivre :

1º Faire une ligature *au-dessus* du point mordu, fût-ce avec son propre mouchoir.

2º. Laver sur-le-champ la blessure, fût-ce avec sa propre urine;

3º. Injecter dans les blessures, au moyen d'une petite seringue, une solution de *permanganate de potasse* à 1 0/0 (1 gramme de permanganate pour 100 grammes d'eau pure). Dans des flacons bien bouchés, la solution se conserve inaltérée pendant trois mois. Il est facile de se faire faire une solution par le pharmacien, au début du mois de mai. La solution ne coûtera pas 0 fr. 50 centimes.

A défaut de la solution de permanganate, on emploiera l'ammoniaque.

II. *Traitement général.* — Il faut prendre à l'*intérieur* de l'eau-de-vie additionnée de 2 ou 3 gouttes d'ammoniaque liquide. Cette eau-de-vie doit être administrée par *petites quantités* à la fois, de manière à maintenir le malade dans une excitation persistante. La pratique qui consiste à enivrer le malade est funeste; on doit autant que possible éviter l'ivresse [1].

1. M. Kaufmann, *Revue scientifique*, 8 février 1890.

IX

ROLE BIENFAISANT DE LA LUMIÈRE SOLAIRE, AU POINT DE VUE DES CAUSES DE LA CONTAGION

Toutes les maladies infectieuses qui désolent l'humanité sont dues à des végétaux microscopiques, de formes variées, auxquels on a donné le nom général de microbes. La plupart des microbes flottent dans l'air; c'est en respirant une atmosphère souillée de ces végétaux que l'homme est empoisonné. C'est ainsi que se propagent la coqueluche, la rougeole, la scarlatine, la variole, la tuberculose, etc. Il s'ensuit que la purification de l'air que nous respirons, entre autres, celui des appartements, doit être l'objet de nos préoccupations. Les travaux de M. Duclaux, confirmés par ceux de M. Arloing, ont démontré que le plus énergique destructeur des microbes est *la lumière solaire*. La lumière solaire tue les microbes, soit à l'état de mycélium, soit même à l'état bien autrement résistant de spores. On savait depuis longtemps, par expérience, que le soleil était un grand purificateur, mais on ignorait comment il purifiait. Ce mode, nous le connaissons aujourd'hui, grâce aux travaux de nos savants concitoyens.

Par conséquent, le devoir de chacun est de laisser pénétrer le soleil à flots dans les appartements, surtout dans ceux qu'habitent les personnes atteintes de maladies contagieuses. Aidée par les procédés de désinfection chimique, la lumière solaire assainira les chambres; les foyers d'épidémie seront éteints.

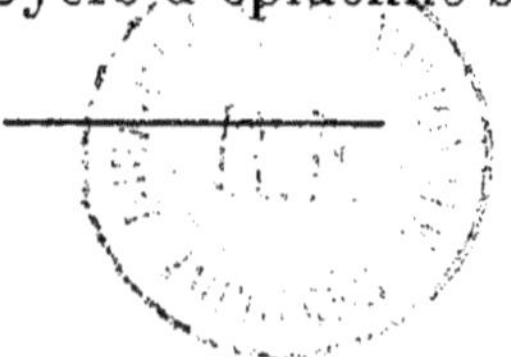

TABLE DES NOMS FRANÇAIS DES PLANTES

FIN